Infermiera

nell'Esplorazione

Funzionale

La Guida Completa

SILVIA REALI

Indice dei contenuti

« *Reparto di esplorazione funzionale*: *reparto medico specializzato nello studio e nella misurazione delle funzioni dei vari organi o sistemi del corpo, al fine di rilevare anomalie o malfunzionamenti utilizzando varie tecniche investigative.* »

Introduzione

Contestualizzazione del dipartimento di esplorazione funzionale

L'esplorazione funzionale è molto più di un servizio medico. È un mondo in cui scienza, tecnologia e umanità si fondono per approfondire la nostra comprensione del corpo umano. Quando si entra nel campo dell'esplorazione funzionale, si entra in una sfera dove ogni dettaglio conta, dove ogni battito cardiaco, ogni respiro può rivelare un mistero nascosto, una chiave per decifrare il complesso puzzle della fisiologia umana.

Questo servizio è la culla di molte innovazioni mediche. Con il rapido sviluppo della tecnologia, oggi è possibile scandagliare le profondità del nostro essere in un modo che qualche decennio fa sarebbe stato considerato fantascienza. Apparecchiature di imaging medico, monitor di tutti i tipi e altri strumenti specializzati ci offrono una finestra impareggiabile sul funzionamento interno del nostro corpo.

Ma nonostante questo progresso tecnologico, il cuore dell'esplorazione funzionale rimane profondamente umano. Ogni paziente che varca le porte di questo reparto porta con sé una storia, speranze e preoccupazioni. Vengono in cerca di risposte, spesso dopo aver percorso un lungo cammino costellato di domande e incertezze. In questo contesto, l'infermiere svolge un ruolo centrale, colmando il divario tra la tecnologia fredda e impersonale e il calore umano.

L'esplorazione funzionale è quindi uno spazio collaborativo, dove medici, tecnici, infermieri e pazienti lavorano insieme per individuare, comprendere e, si spera, trattare le anomalie che possono disturbare la delicata sinfonia delle nostre funzioni corporee. È un luogo di apprendimento costante, dove le sfide di ogni giorno portano nuove lezioni, dove ogni paziente insegna qualcosa di nuovo, sia sulla medicina che sulla natura umana o sulla resilienza della mente.

Il Dipartimento di Indagini Funzionali è, in sostanza, un microcosmo di ciò che è la medicina: una ricerca incessante della conoscenza, una profonda empatia per coloro che soffrono e una spinta indomabile a spingere sempre più in là i confini di ciò che sappiamo e di ciò che possiamo ottenere. In questo mondo in continua evoluzione, ogni giorno è un'avventura, ogni paziente un universo a sé stante e ogni scoperta porta la speranza di un futuro migliore per tutti noi.

Il ruolo essenziale dell'infermiere

Gli infermieri occupano una posizione unica ed essenziale nel cuore dell'ecosistema medico. Spesso percepito come l'intermediario tra medico e paziente, il suo ruolo va ben oltre questa semplice intermediazione. Gli infermieri sono i custodi di un'assistenza coerente, gli architetti dell'attuazione dei protocolli medici, ma anche, e forse soprattutto, l'interlocutore privilegiato del paziente.

Quando i pazienti entrano nel reparto di esplorazione funzionale, di solito è l'infermiera che li accoglie, li guida e li rassicura. In un mondo in cui la tecnologia medica può spesso sembrare intimidatoria e disumanizzante, l'infermiere è la presenza rassicurante che porta un tocco di umanità. Con sensibilità ed empatia, spiegano le procedure, rispondono alle domande, minimizzano le paure e ascoltano le preoccupazioni.

Ma la missione dell'infermiere non si limita alla sola dimensione relazionale. La loro competenza tecnica è fondamentale. Gli infermieri sono spesso i primi a rilevare un'anomalia, a regolare un parametro durante un'esplorazione o a intervenire in caso di emergenza. La loro conoscenza approfondita delle apparecchiature e dei protocolli, unita all'osservazione clinica acuta, li rende un attore chiave nella catena diagnostica.

Gli infermieri sono anche educatori. Insegnano ai pazienti come prepararsi a determinati esami, come gestire la propria salute quotidianamente e come interpretare e reagire a determinate sensazioni o sintomi post-esplorazione. Sono una fonte di informazioni affidabile e accessibile, spesso traducendo il gergo medico in termini comprensibili.

Il ruolo dell'infermiere si estende anche al coordinamento dell'assistenza. Lavora a stretto contatto con un team multidisciplinare, assicurando che le informazioni siano trasmesse correttamente e che l'assistenza sia somministrata in modo coerente ed efficace. Sono l'anello di congiunzione che assicura un'esperienza regolare del paziente, dall'accoglienza alla dimissione.

L'infermiere è il pilastro su cui poggia l'equilibrio del reparto di esplorazione funzionale. La sua versatilità, che combina competenze tecniche, interpersonali e organizzative, garantisce la qualità dell'assistenza e il benessere dei pazienti. Nel complesso balletto della medicina moderna, l'infermiere danza con grazia e precisione ineguagliabili, rendendo ogni movimento, ogni interazione, significativa e d'impatto.

Capitolo 1

IL RUOLO CHIAVE DELL'INFERMIERE NELL'ESPLORAZIONE FUNZIONALE

Definizione e informazioni generali

• Che cos'è l'esplorazione funzionale?

L'esplorazione funzionale è un campo della medicina dedicato allo studio e alla misurazione delle funzioni di diversi organi o sistemi del corpo. Il suo scopo è quello di valutare il funzionamento normale o patologico di un organo o di un sistema, al fine di diagnosticare, monitorare o guidare il trattamento della malattia.

In altre parole, mentre altre branche della medicina possono concentrarsi sulla struttura o sull'anatomia (ad esempio la radiologia, che utilizza le immagini per vedere l'interno del corpo), l'esplorazione funzionale si concentra sul 'come' funziona un organo. Cerca di rispondere a domande come: il cuore pompa il sangue in modo efficiente? I polmoni forniscono un apporto sufficiente di ossigeno? Il sistema nervoso trasmette correttamente i segnali?
Per rispondere a queste domande, l'esplorazione funzionale utilizza una serie di test e procedure. Alcuni esempi includono:

> **Test respiratori**: misurano la capacità dei polmoni di assorbire ossigeno ed espellere anidride carbonica.
> **Elettrocardiogramma (ECG)**: monitora l'attività elettrica del cuore per determinare se batte in modo regolare ed efficiente.
> **Elettroencefalogramma (EEG)**: traccia l'attività elettrica del cervello, aiutando a diagnosticare e monitorare alcune condizioni neurologiche.
> **Test di motilità gastrica**: studiano il funzionamento dello stomaco e dell'intestino.

La bellezza dell'esplorazione funzionale sta nella sua capacità di fornire informazioni in tempo reale sul funzionamento del corpo. Invece di affidarsi esclusivamente ai sintomi soggettivi del paziente o alle immagini statiche, i medici possono ottenere una visione dinamica dei processi che avvengono nel corpo.

Nel contesto clinico, questa disciplina è essenziale. Non solo permette di fare diagnosi precise, ma anche di regolare i trattamenti, di prevedere il decorso di una malattia e di valutare l'efficacia di un intervento terapeutico.

L'esplorazione funzionale è una finestra sull'affascinante mistero del funzionamento umano, una disciplina che, attraverso la misurazione e l'analisi, cerca di decifrare il linguaggio silenzioso ma espressivo del nostro corpo.

• Perché è necessario?

I test funzionali sono spesso descritti come il ponte tra i sintomi clinici e la biologia sottostante di una malattia. Si tratta di uno strumento indispensabile per diverse ragioni:

Diagnosi precisa: i sintomi di una malattia possono spesso essere vaghi o simili a quelli di altre condizioni. I test funzionali forniscono dati oggettivi che possono aiutare a confermare o confutare un sospetto clinico. Ad esempio, due pazienti possono lamentarsi di mancanza di fiato, ma un test di funzionalità polmonare potrebbe dimostrare che un paziente ha l'asma, mentre l'altro ha una malattia cardiaca.

Valutare la gravità: una volta diagnosticata una malattia, i test funzionali possono aiutare a determinare lo stato di avanzamento della stessa. Per esempio, nella malattia polmonare ostruttiva, il grado di riduzione del flusso d'aria può indicare se la malattia è lieve, moderata o grave.

Guida al trattamento: I risultati dei test funzionali possono aiutare i medici a scegliere il trattamento più appropriato. Se un elettrocardiogramma mostra, ad esempio, un certo tipo di anomalia del ritmo cardiaco, può essere prescritto un farmaco specifico per porvi rimedio.

Monitoraggio della progressione della malattia: in molte malattie croniche, i test funzionali vengono utilizzati ripetutamente per monitorare la progressione della condizione. Se una malattia sta peggiorando, può essere individuata rapidamente e il piano di trattamento può essere adattato di conseguenza.

Valutazione dell'efficacia terapeutica: dopo l'introduzione di un trattamento, l'esplorazione funzionale può aiutare a determinare se il trattamento è efficace. In caso contrario, si possono prendere in considerazione altri approcci.

Ricerca medica: l'esplorazione funzionale svolge un ruolo cruciale nella ricerca. Consente ai ricercatori di studiare gli effetti di nuovi interventi o farmaci sulla funzione degli organi.

Informazioni e rassicurazione per il paziente: I risultati concreti e quantificati dei test possono spesso rassicurare un paziente preoccupato. Sapere esattamente che cosa sta succedendo all'interno del suo corpo può aiutare i pazienti a comprendere meglio la loro malattia e ad aderire alle raccomandazioni mediche.

Prevenzione: in alcuni casi, i test funzionali possono anche avere un ruolo preventivo, identificando le anomalie prima che diventino sintomatiche o valutando il rischio di sviluppare una malattia.

L'esplorazione funzionale è necessaria perché fornisce una visione oggettiva e dettagliata della funzione dell'organo. Completa l'osservazione clinica fornendo dati quantitativi precisi, che ci permettono di ottimizzare la gestione del paziente. Senza di essa, la medicina moderna sarebbe molto meno precisa e la prognosi di molti pazienti sarebbe meno favorevole.

L'infermiere: un pilastro centrale

• Coordinare gli esami

L'infermiere è spesso colui che si assicura che tutto fili liscio. Il coordinamento degli esami è uno degli aspetti essenziali di questa responsabilità. Mentre agisce come interfaccia tra il paziente e il mondo medico, l'infermiere è il direttore d'orchestra che assicura che ogni movimento sia sincronizzato e armonioso.

Preparazione pre-esame: prima di qualsiasi esame, è fondamentale assicurarsi che il paziente sia ben informato e preparato. Ciò può comportare la spiegazione della procedura, la risposta alle domande, la verifica che il paziente abbia seguito le istruzioni di preparazione (per esempio, il digiuno per alcuni esami) o la garanzia che siano state valutate le potenziali controindicazioni o i rischi.

Logistica: l'infermiere pianifica e organizza il programma degli esami per ridurre al minimo i tempi di attesa ed evitare il sovraffollamento. Ciò può comportare il coordinamento con altri reparti, la prenotazione di attrezzature o sale e la garanzia che tutte le attrezzature necessarie siano pronte e funzionanti.

Accoglienza e orientamento: quando il paziente arriva, l'infermiere è spesso il primo punto di contatto. Si assicura che il paziente sia comodamente seduto, risponde alle ultime domande e lo guida nelle varie fasi dell'esame.

Supporto durante l'esame: al di là degli aspetti tecnici, la presenza rassicurante dell'infermiere è essenziale. Alcuni esami possono essere scomodi o ansiogeni per i pazienti. L'infermiere è presente per fornire un supporto emotivo, rassicurare il paziente e intervenire se necessario.

Coordinamento con l'équipe medica: una volta completato l'esame, l'infermiere collabora con il tecnico, il radiologo o altri professionisti della salute per garantire che i risultati siano registrati correttamente e trasmessi al medico di riferimento.

Debriefing post-esame: dopo l'esame, l'infermiere parla con il paziente per raccogliere le sue impressioni, rispondere a eventuali domande e dare ulteriori istruzioni.

Follow-up: in alcuni casi, possono essere necessari ulteriori esami. L'infermiera pianifica e coordina questi esami aggiuntivi, garantendo la continuità dell'assistenza.

Coordinare gli esami non è solo una questione di logistica; è una danza delicata tra tecnicità e umanità. Grazie alla loro versatilità e all'attenzione per i dettagli, gli infermieri assicurano che questa danza si svolga nel modo più fluido possibile, mettendo il paziente al centro di tutto ciò che fanno. Questo ruolo di coordinamento è essenziale per garantire un'assistenza ottimale e per rafforzare la fiducia del paziente nel sistema sanitario.

• Preparare il paziente

Una preparazione adeguata del paziente prima di un esame di esplorazione funzionale è essenziale per garantire non solo la qualità dei risultati ottenuti, ma anche la sicurezza e il benessere del paziente. L'infermiera svolge un ruolo centrale in questo processo, agendo come pilastro di sostegno, informazione e rassicurazione per il paziente. Ecco come funziona questa preparazione:

Valutazione iniziale :

Anamnesi medica: l'infermiere raccoglie informazioni rilevanti sullo stato di salute attuale del paziente, sulla sua storia medica, sui farmaci assunti e su eventuali allergie.

Comprendere le preoccupazioni: L'infermiere si interroga per identificare eventuali ansie o preoccupazioni del paziente riguardo all'esame.

Informazioni e istruzione :

Spiegazione della procedura: l'infermiera fornisce una spiegazione chiara e concisa dell'esame, cosa comporta, quanto tempo ci vorrà e cosa ci si aspetta dal paziente.

Aspettative post-esame: è importante anche spiegare le fasi che seguiranno l'esame e quando/come verranno comunicati i risultati.

Istruzioni specifiche :

Digiuno o alimentazione: alcuni esami richiedono che il paziente digiuni o segua una dieta speciale. L'infermiere si assicura che il paziente comprenda e si attenga a queste istruzioni.

Farmaci: l'infermiera può consigliare al paziente di assumere o sospendere determinati farmaci prima dell'esame.

Abbigliamento e oggetti personali: I pazienti potrebbero dover indossare indumenti specifici o evitare oggetti metallici durante gli esami di imaging, ad esempio.

Preparazione fisica :

Strutture: assicurarsi che il paziente sia posizionato correttamente e comodo per l'esame.

Monitoraggio dei segni vitali: prima di alcuni esami, può essere necessario controllare la pressione sanguigna, il polso o altri segni vitali per assicurarsi che il paziente sia in condizioni ottimali.

Supporto emotivo :

Stabilire un rapporto: un contatto empatico e rassicurante può aiutare a ridurre l'ansia del paziente.

Risposte alle domande: Dare ai pazienti l'opportunità di fare domande può aiutarli a sentirsi più controllati e a loro agio.

Consenso informato :

Prima dell'esame, l'infermiere deve assicurarsi che il paziente abbia compreso appieno la procedura e le sue implicazioni, e ottenere il consenso informato.

Anticipare le esigenze post-esame :

A seconda dell'esame, il paziente potrebbe aver bisogno di assistenza per la mobilità, di una supervisione supplementare o di istruzioni per le ore/giorni successivi all'esame.

La preparazione del paziente è una fase delicata che richiede una grande attenzione ai dettagli, una conoscenza approfondita delle procedure mediche e una genuina empatia per le preoccupazioni e il benessere del paziente. L'infermiera, in quanto custode di questa preparazione, è un anello essenziale nella catena di assistenza per garantire la qualità e l'efficacia degli esami di esplorazione funzionale.

• Assicurarsi che l'esplorazione avvenga senza problemi

Il successo dell'esplorazione funzionale non si limita all'aspetto tecnico dell'esame. Comporta anche la gestione delle interazioni umane, l'adattamento alle esigenze mutevoli del paziente e il coordinamento con altri professionisti sanitari. Gli infermieri, con la loro formazione versatile e la sensibilità alle esigenze dei pazienti, sono spesso in prima linea nel garantire che ogni fase vada secondo i piani.

Preparazione dell'apparecchiatura :

Controllo: prima di iniziare, l'infermiere si assicura che tutte le attrezzature necessarie siano funzionali, pulite e correttamente calibrate.

Disponibilità delle forniture: gli infermieri si assicurano di avere a portata di mano tutte le forniture necessarie, compresi cateteri, gel, salviette e dispositivi di protezione.

Monitoraggio continuo :

Osservare il paziente: durante l'esame, l'infermiera osserva attentamente il paziente per individuare eventuali segni di disagio o complicazioni.

Monitoraggio dei segni vitali: alcuni esami richiedono il monitoraggio continuo della pressione sanguigna, del polso e della respirazione.

Comunicazione con il paziente :

Rassicurazione: L'infermiere cerca di mantenere il paziente rilassato e informato, spiegando ogni fase man mano che si procede.

Controllo del comfort: il comfort del paziente è fondamentale. L'infermiera controlla regolarmente il loro benessere e, se necessario, apporta delle modifiche.

Coordinamento con il team medico:

Trasmettere le informazioni: se l'infermiere nota qualcosa di anomalo o rilevante durante l'esame, lo comunica rapidamente al medico o al tecnico responsabile.

Assistenza tecnica: a seconda del tipo di esplorazione, l'infermiere può anche svolgere un ruolo nella gestione delle attrezzature o nella somministrazione di sostanze.

Gestire gli imprevisti:

Intervento rapido: se si verifica un problema, che sia una reazione avversa a un farmaco o un disagio del paziente, gli infermieri sono addestrati a intervenire in modo rapido ed efficace.

Chiamare risorse aggiuntive: se necessario, l'infermiere può ricorrere ad altri professionisti della salute o ad attrezzature aggiuntive.

Chiusura dell'esplorazione :

Finalizzazione: una volta completato l'esame, l'infermiera si assicura che tutti i dati siano stati registrati e archiviati correttamente.

Informare il paziente: Prima di lasciare la stanza, l'infermiere informa il paziente sulla sequenza degli eventi, in particolare su come e quando verranno comunicati i risultati.

Assicurandosi che l'esplorazione avvenga senza problemi, l'infermiere non si limita a seguire un protocollo. Crea un ambiente in cui il paziente si sente sicuro, sostenuto e rispettato. Questa atmosfera di fiducia è essenziale non solo per il benessere del paziente, ma anche per la qualità e l'accuratezza dei risultati della TAC.

Capitolo 2

COMPETENZE ESSENZIALI INFERMIERA NELL'ESPLORAZIONE FUNZIONALE

Conoscenze mediche approfondite

• Comprendere le patologie sottostanti

L'esplorazione funzionale, come strumento diagnostico, è progettata per evidenziare patologie o disfunzioni che potrebbero sfuggire all'esame clinico tradizionale. Per l'infermiere responsabile, una comprensione approfondita di queste potenziali patologie è fondamentale. Consente di interpretare correttamente i segni e i sintomi osservati, di anticipare le esigenze del paziente e di collaborare efficacemente con il resto dell'équipe medica.

Le basi delle patologie comuni:

Sistema cardiovascolare: comprendere condizioni come l'insufficienza cardiaca, l'ipertensione, le aritmie e la malattia coronarica.

Sistema respiratorio: impari a conoscere malattie come la BPCO, l'asma e la fibrosi polmonare.

Sistema neurologico: impari a conoscere disturbi come il morbo di Parkinson, la sclerosi multipla, l'ictus e l'epilessia.

Sistema digestivo: comprendere patologie come il morbo di Crohn, la colite ulcerosa e la dismotilità gastrica.

Interpretazione dei sintomi :

Imparare ad associare sintomi specifici a potenziali patologie sottostanti.

Riconoscere i segnali di allarme o i sintomi aggravanti che potrebbero indicare un'esacerbazione o una complicazione.

Conseguenze funzionali delle patologie :

Capire come una malattia specifica può influenzare la capacità di un organo di funzionare correttamente.

◦ Scopra i meccanismi di compensazione che l'organismo può mettere in atto in risposta a una patologia e come questo può influenzare i risultati dell'esplorazione.

◦ Impatto psicologico ed emotivo:

◦ Riconoscere che dietro ogni patologia c'è un individuo con le sue preoccupazioni, paure e speranze.

◦ Comprendere come una malattia cronica o una condizione grave possa influenzare lo stato emotivo del paziente e come questo, a sua volta, possa influire sui risultati funzionali.

◦ Integrazione nell'assistenza generale:

◦ Collaborare con altri operatori sanitari per garantire un'assistenza olistica al paziente.

◦ Assicurarsi che le informazioni raccolte durante l'esplorazione funzionale siano utilizzate per informare e perfezionare i piani di trattamento.

La capacità dell'infermiere di comprendere e interpretare le patologie sottostanti non si limita alle conoscenze accademiche. È un'abilità che si evolve con l'esperienza, la formazione continua e l'interazione con i pazienti reali in una varietà di situazioni cliniche. Questa profondità di comprensione non solo arricchisce il ruolo dell'infermiere nell'équipe medica, ma assicura anche che il paziente riceva un'assistenza di altissima qualità, adeguata alle sue esigenze specifiche.

• Conoscenza di attrezzature specifiche

Nel campo dell'esplorazione funzionale, le apparecchiature giocano un ruolo fondamentale. Si tratta di strumenti utilizzati per visualizzare, misurare e analizzare le funzioni corporee. Per gli infermieri, la padronanza di queste apparecchiature non è semplicemente una questione di abilità tecnica, ma un'estensione del loro ruolo di assistenti. È attraverso questi dispositivi che possono ottenere informazioni cruciali per valutare la salute del paziente.

Panoramica delle diverse apparecchiature:

- **Elettrocardiogrammi (ECG)**: per monitorare l'attività elettrica del cuore.
- **Spirometri**: per misurare la capacità e il flusso polmonare.
- **Elettromiografia (EMG):** per studiare l'attività elettrica dei muscoli.
- **Monitor della pressione sanguigna**: per il monitoraggio continuo della pressione sanguigna.
- **Ecografi**: utilizzano gli ultrasuoni per visualizzare gli organi interni in tempo reale.

Principi operativi :

- Comprendere le basi scientifiche e tecnologiche alla base del funzionamento di ogni dispositivo.
- Conoscere le indicazioni e le controindicazioni associate all'uso di ciascun dispositivo.

Manutenzione e preparazione :

- **Controllo di routine**: controlli regolarmente che l'apparecchiatura funzioni correttamente.
- **Calibrazione**: alcuni dispositivi richiedono una calibrazione regolare per garantire misurazioni accurate.
- **Igiene e disinfezione**: protocolli per garantire la pulizia e la sicurezza delle attrezzature tra un paziente e l'altro.

Utilizzare durante l'esplorazione :

- **Posizionamento corretto**: ad esempio, dove posizionare gli elettrodi per un ECG o un EMG.

Regolazione dei parametri: adatta le impostazioni alle esigenze specifiche del paziente e dell'esame.

Interpretare i dati in tempo reale: riconoscere le anomalie o i segnali atipici che possono richiedere un'attenzione immediata.

Gestione delle complicazioni :

Riconoscere i segnali di avvertimento che indicano un malfunzionamento dell'apparecchiatura.

Sapere come reagire in caso di guasto o anomalia, effettuando riparazioni rapide o sostituendo l'apparecchiatura.

Sviluppi tecnologici e formazione continua :

Tenersi aggiornati sui progressi tecnologici e sulle innovazioni nel campo delle attrezzature per l'esplorazione funzionale.

Partecipare a corsi di formazione regolari per tenersi aggiornati sull'uso ottimale e sulle nuove caratteristiche delle apparecchiature.

La padronanza di un'apparecchiatura specifica implica molto di più della semplice conoscenza del suo funzionamento. Si tratta di una vera e propria sinergia tra competenza tecnica e sensibilità clinica. Armati di una conoscenza approfondita dei dispositivi, gli infermieri sono meglio equipaggiati per offrire ai pazienti un'esperienza sicura e informativa, garantendo al contempo l'affidabilità e la rilevanza dei dati raccolti.

Comunicazione ed educazione del paziente

• Rassicurazioni e informazioni

Il cuore della professione infermieristica è la relazione infermiere-paziente, una dinamica essenziale per garantire la qualità dell'assistenza e il benessere del paziente. Nel contesto delle esplorazioni funzionali, questa relazione assume un'importanza particolare. I pazienti, spesso ansiosi di fronte all'ignoto, si affidano all'infermiere per avere risposte, rassicurazioni e sicurezza. La rassicurazione e l'informazione non sono semplicemente aspetti periferici dell'assistenza, ma centrali nell'approccio terapeutico.

L'importanza dell'ascolto :

Creare uno spazio per il dialogo: consentire ai pazienti di esprimere le loro preoccupazioni, domande e aspettative.

Riconoscere i segnali non verbali: rilevare l'ansia, la paura o il disagio anche quando il paziente non li verbalizza direttamente.

Informi chiaramente :

Linguaggio appropriato: utilizzare un linguaggio chiaro e accessibile, evitando il gergo medico e rimanendo precisi.

Dettagli rilevanti: Spiegare la procedura, la sua durata, le sensazioni potenziali e lo scopo dell'esame.

Rispondere alle domande: Si prenda il tempo necessario per rispondere a tutte le domande del paziente, anche se alcune possono sembrare banali.

Tecniche di riassicurazione :

Presenza rassicurante: Adotti un contegno calmo, una voce dolce e un contatto visivo amichevole.

Contatto fisico: a volte una semplice mano sulla spalla o un gesto rassicurante possono fare una grande differenza.

Respirazione guidata: nei casi di ansia intensa, guidare il paziente attraverso tecniche di respirazione per calmarlo.

Anticipare le reazioni emotive:

Riconoscere i segnali di disagio emotivo e sapere come reagire.

Fornire supporto psicologico in caso di risultati preoccupanti o inaspettati.

Informazioni post-esplorazione :

Feedback iniziale: anche se l'analisi completa può richiedere un po' di tempo, dia al paziente un feedback iniziale su come è andato l'esame.

Follow-up: informare il paziente dei passi successivi, che comportano ulteriori esami, un consulto con il medico o l'introduzione di un trattamento.

Creare un ambiente sicuro:

Garantire la riservatezza e il rispetto del paziente.

Si assicuri che l'ambiente sia confortevole, pulito e accogliente.

Il ruolo dell'infermiere va oltre la mera tecnicità dei gesti e delle procedure. È un facilitatore, un mediatore tra il mondo medico e la realtà del paziente. Informando con tatto e rassicurando con empatia, l'infermiere costruisce un rapporto di fiducia, che è essenziale per il successo dell'esplorazione funzionale e per il benessere generale del paziente.

• Sensibilizzazione sui diversi esami

Nell'ambito dell'esplorazione funzionale, viene eseguita una moltitudine di test per valutare la capacità e le prestazioni dei vari organi e sistemi del corpo umano. Per i pazienti, questi esami possono essere fonte di confusione e persino di ansia. Gli infermieri svolgono un ruolo fondamentale nell'educazione dei pazienti, non solo per prepararli all'esame in questione, ma anche per aiutarli a comprenderne la rilevanza e l'importanza.

Panoramica degli esami attuali :

Elettrocardiogramma (ECG): per studiare l'attività elettrica del cuore.

Test da sforzo: per valutare le prestazioni cardiache sotto sforzo.

Spirometria: per misurare i volumi e i flussi polmonari.

Elettromiografia (EMG): per esaminare l'attività elettrica dei muscoli.

Test di equilibrio e coordinazione: per valutare le funzioni neurologiche e vestibolari.

Spieghi la rilevanza di ogni esame:

Perché questo test? Evidenziare il motivo per cui questo particolare test è raccomandato.

Che cosa viene misurato? Spieghi in termini semplici che cosa il test è progettato per valutare o rilevare.

Demistificare i pregiudizi e le paure:

Distruzione dei miti: chiarire le idee sbagliate o i preconcetti che i pazienti possono avere riguardo a un esame.

Rassicurare i pazienti sui rischi: informare i pazienti sulla sicurezza dell'esame e su eventuali effetti collaterali o disagi temporanei.

La preparazione necessaria :

Istruzioni pre-esame: ad esempio, digiunare, evitare determinati farmaci o attività.

Abbigliamento appropriato: consigli sull'abbigliamento, come ad esempio indossare abiti larghi per un evento di esercizio.

Durante l'esame :

Cosa aspettarsi: descrivere il corso tipico dell'esame per evitare sorprese.

Ruolo attivo per il paziente: alcuni esami, come il test da sforzo, richiedono la partecipazione attiva del paziente. Informare il paziente in anticipo consente una maggiore collaborazione.

Dopo l'esame :

Recupero ed effetti post-esame: informare sui possibili effetti collaterali temporanei o sulle raccomandazioni post-esame.

Comprendere i risultati: spiegare come e quando verranno comunicati i risultati e cosa comportano.

Promuovere il coinvolgimento e la comprensione:

Coinvolgere i pazienti nella loro salute: spiegare l'importanza di questi esami per la loro cura medica generale.

Creare uno spazio per il dialogo: incoraggiare le domande e mostrarsi aperti a discutere le preoccupazioni o le possibili resistenze.

Rendendo i pazienti consapevoli dei vari esami di esplorazione funzionale, gli infermieri non solo li preparano fisicamente, ma li sostengono anche emotivamente e intellettualmente. Questo approccio aiuta a ridurre l'ansia, a incoraggiare la cooperazione e a stabilire un rapporto di fiducia, garantendo così il successo dell'esame e una migliore assistenza generale per il paziente.

Collaborazione interprofessionale

• Lavorare con medici e tecnici

Nel contesto delle esplorazioni funzionali, gli infermieri non lavorano nel vuoto. Il loro ruolo fa parte di un approccio multidisciplinare in cui la collaborazione con altri professionisti sanitari, in particolare medici e tecnici, è essenziale per garantire un'assistenza efficace e sicura al paziente.

Comunicazione interprofessionale :

Scambio di informazioni: Garantire una trasmissione chiara e completa delle informazioni rilevanti tra i vari stakeholder.

Risoluzione dei problemi: discutere collettivamente le sfide o le complicazioni che possono sorgere durante un esame.

Comprendere i ruoli :

Il ruolo dell'infermiere: agire come coordinatore e facilitatore, fornendo al contempo assistenza diretta al paziente.

Ruolo dei medici: conoscenza delle indicazioni, interpretazione dei risultati e processo decisionale terapeutico.

Ruolo dei tecnici : Competenza tecnica nell'esecuzione e nell'ottimizzazione degli esami.

Collaborazione pre-esame :

Pianificazione: discutere con i medici le esigenze specifiche del paziente, i preparati necessari e le eventuali controindicazioni.

Formazione continua: partecipare a sessioni di formazione in collaborazione con tecnici e medici per tenersi aggiornati sulle ultime tecniche e raccomandazioni.

Durante l'esame :

Assistenza reciproca: fornire supporto al tecnico durante l'esame, in particolare per il posizionamento del paziente o in caso di complicazioni.

Osservazione e feedback: fornire un feedback sul comfort e sulla reazione del paziente durante l'esame.

Dopo l'esame :

Trasmettere le osservazioni: Condividere con il medico eventuali peculiarità o reazioni del paziente che potrebbero influenzare l'interpretazione dei risultati.

Follow-up: collaborare con il medico per garantire un follow-up appropriato e informare il paziente dei passi successivi.

Lavoro di squadra :

Riunioni di coordinamento: partecipare attivamente alle riunioni interprofessionali per discutere i casi, condividere i feedback e ottimizzare le pratiche.

Coesione e rispetto reciproco: coltivare uno spirito di squadra, valorizzare le competenze di ciascuno e promuovere una cultura del rispetto.

Gestire situazioni delicate:

Disaccordi professionali: gestire i disaccordi con tatto e diplomazia, dando priorità al dialogo e mantenendo in primo piano l'interesse del paziente.

Situazioni di emergenza: lavorare in modo coordinato in caso di complicazioni o emergenze per garantire la sicurezza del paziente.

Una stretta collaborazione tra infermieri, medici e tecnici è essenziale per garantire un'assistenza ottimale ai pazienti sottoposti a esplorazione funzionale. Sviluppando una comunicazione efficace, una comprensione reciproca dei ruoli e delle responsabilità e un desiderio costante di imparare e migliorare insieme, questi professionisti garantiscono non solo la qualità dell'assistenza, ma anche la sicurezza e il benessere dei pazienti.

• Assicurare il coordinamento tra le varie unità

All'interno di una struttura sanitaria, l'esplorazione funzionale interagisce spesso con diverse altre unità e reparti. Gli infermieri, in quanto perno centrale dell'assistenza al paziente, svolgono un ruolo chiave nel garantire un coordinamento fluido ed efficiente tra questi diversi attori. Un coordinamento di successo evita le ridondanze, ottimizza il percorso di cura del paziente e garantisce la sicurezza del paziente.

Comprendere l'ecosistema ospedaliero:

Mappatura delle unità interdipendenti: Identificare i reparti con cui l'esplorazione funzionale interagisce spesso (radiologia, cardiologia, neurologia, ecc.).

Flusso dei pazienti: Capire il percorso tipico del paziente attraverso l'ospedale, dal ricovero alla dimissione.

Comunicazione proattiva :

Canali di comunicazione: stabilire canali di comunicazione chiari ed efficaci con le altre unità.

Punti di contatto designati: identificare le persone di contatto in ogni dipartimento per facilitare gli scambi.

Coordinamento degli appuntamenti :

Pianificazione congiunta: Collaborare con altri reparti per coordinare i programmi d'esame ed evitare conflitti.

Ottimizzare i tempi del paziente: cercare di raggruppare gli esami per ridurre i tempi di viaggio e di attesa dei pazienti.

Trasferimenti dei pazienti :

Protocolli di trasferimento: stabilire e rispettare i protocolli per il trasferimento sicuro dei pazienti tra le unità, in particolare per i pazienti con mobilità ridotta o con dispositivi medici.

Comunicazione in tempo reale: informare l'unità ricevente dell'orario di arrivo previsto del paziente e di eventuali esigenze specifiche.

Condivisione di informazioni mediche :

Cartella clinica condivisa: garantire che la cartella clinica del paziente sia aggiornata e accessibile in tempo reale da tutte le unità interessate.

Feedback dopo gli esami: Comunicare rapidamente le osservazioni e i risultati delle esplorazioni funzionali agli altri reparti.

Gestione delle emergenze e delle complicazioni:

Protocolli di emergenza: conoscere e seguire i protocolli in caso di emergenza medica, coordinandosi con i servizi appropriati come la terapia intensiva o l'emergenza.

Feedback sugli incidenti: Informi le altre unità di qualsiasi incidente o complicazione che si verifichi durante un esame, in modo che la gestione possa essere adeguata.

Formazione e consapevolezza :

Giornate interdipartimentali: organizzare o partecipare a giornate di sensibilizzazione per migliorare la comprensione dei ruoli e delle esigenze delle varie unità.

Formazione congiunta : Promuovere la formazione interdisciplinare per rafforzare la coesione e la comprensione reciproca.

Garantire il coordinamento senza soluzione di continuità tra le varie unità è un compito minuzioso che richiede anticipazione, comunicazione e collaborazione. Come punto focale di questa rete di assistenza, l'infermiere deve essere proattivo, un buon ascoltatore e flessibile per garantire che ogni paziente riceva un'assistenza olistica e sicura, adatta alle sue esigenze. In questo ambiente dinamico, la capacità dell'infermiere di creare forti legami con altre unità e di navigare abilmente nel sistema è essenziale per la qualità dell'assistenza.

Capitolo 3

SFIDE QUOTIDIANE E COME SUPERARLI

Di fronte alla tecnologia

• Aggiornamento continuo delle competenze

Nel campo medico, e in particolare nel mondo delle esplorazioni funzionali, i progressi tecnologici e scientifici sono costanti. Questi sviluppi hanno un impatto diretto sulle pratiche cliniche, sui protocolli e sui metodi di cura. Per gli infermieri, tenersi al passo con questi cambiamenti non è solo un lusso, ma una necessità se vogliamo garantire un'assistenza ottimale e sicura ai pazienti.

L'importanza della formazione continua:

Cambiamenti nella professione: capire come i cambiamenti tecnologici e metodologici stanno trasformando il ruolo e le responsabilità dell'infermiere di esplorazione funzionale.

Garantire la qualità delle cure: assicurare che i pazienti beneficino delle tecniche e degli approcci più recenti ed efficaci.

Identificare le esigenze di formazione :

Autovalutazione: prendersi regolarmente del tempo per riflettere sulle proprie competenze e sulle esigenze di formazione.

Feedback dei colleghi: utilizzare il feedback di colleghi, medici e tecnici per identificare le aree di miglioramento.

Risorse di formazione :

Formazione istituzionale: partecipazione a corsi di formazione offerti dalla struttura sanitaria o da istituti specializzati.

Seminari e workshop: partecipi agli eventi dedicati agli ultimi progressi nell'esplorazione funzionale.

Formazione online: approfittare delle risorse online, dei webinar e dei MOOC su misura per gli operatori sanitari.

Certificazioni e specializzazioni :

Aggiungere valore alla sua carriera: ottenere certificazioni riconosciute per dimostrare la sua competenza in determinate tecniche o campi specifici.

Diversificare le sue competenze: esplorare specializzazioni complementari per migliorare la sua pratica professionale.

Partecipazione alla ricerca e all'innovazione :

Collaborazione con team di ricerca: partecipare a progetti di ricerca clinica per contribuire agli sviluppi del settore.

Implementare nuove tecniche: testare e integrare nuove tecniche o tecnologie nella sua pratica.

Networking professionale :

Adesione ad associazioni professionali: si unisca alle organizzazioni dedicate all'esplorazione funzionale per scambiare idee con i colleghi e accedere alle risorse.

Partecipare a congressi e conferenze: tenersi aggiornati sulle ultime tendenze, condividere esperienze e creare contatti.

L'importanza dell'intelligenza scientifica :

Abbonamenti a riviste specializzate: segua regolarmente le pubblicazioni delle riviste mediche per tenersi aggiornato sulle ultime scoperte.

Discussioni di gruppo: organizzare o partecipare a sessioni per condividere articoli e studi e discutere le implicazioni pratiche.

L'aggiornamento continuo delle competenze è un impegno costante per l'infermiere di esplorazione funzionale. In un mondo medico in continua evoluzione, questa dedizione all'apprendimento e al miglioramento non solo garantisce un'assistenza eccellente al paziente, ma aumenta anche la soddisfazione professionale e il riconoscimento all'interno della comunità medica.

• Gestione di guasti o complicazioni tecniche

Al centro dell'esplorazione funzionale ci sono tecnologie all'avanguardia e apparecchiature sofisticate. Sebbene queste macchine siano progettate per essere affidabili, non sono immuni da guasti o complicazioni tecniche. Gli infermieri, in quanto primi soccorritori del paziente, devono essere in grado di reagire con calma ed efficacia a queste situazioni inaspettate, per garantire la sicurezza del paziente e la continuità delle cure.

Prevenzione e preparazione :

Formazione regolare: si assicuri di conoscere a fondo il funzionamento e i protocolli di ogni apparecchiatura.

Liste di controllo giornaliere: controlli regolarmente le apparecchiature per individuare eventuali segni di usura o malfunzionamento.

Identificazione rapida dei guasti :

Sintomi comuni : Impara a riconoscere i segnali di allarme o le anomalie che indicano una possibile complicazione tecnica.

Comunicazione con il paziente: chiedere al paziente che cosa sta sentendo o osservando, poiché i suoi commenti possono aiutare a identificare il problema.

Misure di emergenza :

Spegnimento sicuro dell'apparecchiatura: conoscere i passaggi per spegnere correttamente e in sicurezza un'apparecchiatura in caso di malfunzionamento grave.

Evacuazione se necessaria: si assicuri di poter guidare e aiutare il paziente a lasciare rapidamente l'area d'esame, se la situazione lo richiede.

Risoluzione dei problemi   dei protocolli :

Guide per la risoluzione dei problemi: familiarizzi con le guide o i manuali per la risoluzione dei problemi forniti con l'apparecchiatura.

Contatto rapido con i tecnici: Avere a portata di mano i contatti di specialisti o tecnici per un intervento rapido.

Comunicazione con il paziente :

Rassicurazione: mantenere la calma e assicurare al paziente che si stanno prendendo provvedimenti per risolvere la situazione.

Trasparenza: far sapere al paziente cosa sta succedendo, senza creare inutili allarmismi, ma tenendolo informato.

Documentazione e rapporto :

Tenere un diario: registrare qualsiasi incidente o complicazione, comprese le misure adottate, per garantire il monitoraggio e la valutazione.

Discussione con il team: condividere l'esperienza con il team per identificare le lezioni apprese e migliorare le risposte future.

Ritorno alla normalità :

Controllo post-incidente: una volta risolto il guasto o la complicazione, si assicuri che l'apparecchiatura sia di nuovo sicura e operativa prima di utilizzarla.

Debriefing: riunire le parti coinvolte per discutere dell'incidente, analizzare le cause e considerare le misure preventive.

Aggiornamento delle competenze :

Formazione specifica: partecipa a corsi di formazione regolari per conoscere le nuove tecnologie e gli aggiornamenti delle attrezzature.

Esercitazioni pratiche: organizzare o partecipare a simulazioni di incidenti per testare e migliorare le reazioni del team.

La gestione dei guasti tecnici o delle complicazioni è un aspetto cruciale del ruolo dell'infermiere di esplorazione funzionale. Queste situazioni richiedono reattività, competenza tecnica ed eccellenti capacità di comunicazione. Armandosi di conoscenze e coltivando una mentalità proattiva, gli infermieri possono garantire la sicurezza del paziente anche di fronte all'imprevisto.

Gestione dei casi difficili

• Pazienti ansiosi o non collaborativi

L'infermiere di esplorazione funzionale incontra spesso pazienti che, per la natura stessa di questi esami, possono sentirsi ansiosi, vulnerabili o addirittura resistenti. Gestire queste emozioni e questi comportamenti è essenziale per garantire la sicurezza del paziente, la qualità dei dati raccolti e un'esperienza complessivamente positiva per il paziente.

Capire la paura e l'ansia :

Cause comuni: Identificazione delle ragioni comuni dell'ansia del paziente: paura dell'ignoto, paura dei risultati, disagio con le apparecchiature.

Segnali a cui prestare attenzione: Riconoscere i segni dell'ansia: agitazione, domande ripetitive, sudorazione, tremore.

Comunicazione efficace :

Ascolto attivo: lasciare che il paziente esprima le sue preoccupazioni, convalidare i suoi sentimenti senza minimizzare le sue paure.

Informazioni chiare: spiegare le procedure passo dopo passo, chiarire i malintesi e rispondere pazientemente alle domande.

Tecniche di distrazione :

Conversazione leggera: parlare di argomenti non correlati all'esame può aiutare a rilassare l'atmosfera.

Ambiente rilassante: Per rilassare il paziente, si può usare musica soft, un'illuminazione appropriata o anche immagini guidate.

Coinvolgimento del paziente :

Dare un senso di controllo: lasciare che il paziente prenda alcune decisioni minori, come l'orientamento del tavolo da visita o la scelta di una radiografia.

Tecniche di respirazione: guidare il paziente attraverso tecniche di respirazione profonda per calmarlo.

Gestire i pazienti non collaborativi:

Ristabilire il rapporto: si prenda un momento per stabilire una connessione umana e capire la fonte della mancata collaborazione.

Stabilire dei limiti: Pur essendo empatici, siate fermi su ciò che è necessario per la sicurezza e l'efficacia dell'esame.

Richiamo di risorse aggiuntive :

Coinvolgimento di un assistente sociale o di uno psicologo: in alcuni casi, può essere necessaria un'ulteriore competenza per gestire l'ansia o la resistenza del paziente.

Sedazione leggera: se gli altri metodi falliscono e l'esame è indispensabile, si può prendere in considerazione la sedazione con il consenso del medico.

Autocura per gli operatori sanitari:

Gestione dello stress: gli infermieri devono anche prendersi cura di se stessi e trovare il modo di gestire lo stress associato alla gestione di pazienti difficili.

Ulteriore formazione: può essere utile una formazione sulla comunicazione con il paziente, sulla psicologia del paziente e sulle tecniche di tranquillizzazione.

Revisione e feedback :

Discussione di gruppo: condividere le esperienze e le strategie che hanno funzionato (o meno) con i colleghi per imparare insieme.

Feedback dei pazienti: Ove possibile, raccogliere il feedback dei pazienti per capire cosa potrebbe migliorare la loro esperienza.

Trattare con pazienti ansiosi o non collaborativi è una sfida inevitabile nell'esplorazione funzionale. Tuttavia, con l'empatia, l'abilità e il supporto, gli infermieri possono trasformare queste situazioni delicate in esperienze positive per il paziente, garantendo al contempo la qualità dell'assistenza.

• Casi medici complessi

Nell'esplorazione funzionale, gli infermieri si trovano spesso di fronte a casi medici complessi che richiedono conoscenze approfondite, abilità tecnica e un processo decisionale oculato. Questi pazienti possono presentare patologie multiple, richiedere diversi tipi di esami contemporaneamente o presentare rischi particolari durante le esplorazioni.

Valutazione iniziale approfondita:

Raccolta di informazioni: esaminare l'anamnesi del paziente, i farmaci prescritti e qualsiasi altro fattore rilevante.

Consultazione interdisciplinare: collaborazione con medici, specialisti e altri operatori sanitari per comprendere appieno le esigenze e i rischi del paziente.

Pianificazione strategica :

Sequenza degli esami: determinare l'ordine ottimale degli esami per ridurre al minimo lo stress e il rischio per il paziente.

Preparazione speciale: alcuni pazienti possono richiedere preparazioni o regolazioni specifiche prima del test.

Sorveglianza potenziata :

Monitoraggio in tempo reale: i pazienti ad alto rischio possono richiedere un monitoraggio costante durante gli esami, per individuare precocemente eventuali segni di complicazioni.

Apparecchiature specifiche: utilizzare monitor o dispositivi appropriati per effettuare misurazioni accurate su pazienti complessi.

Gestione delle complicazioni :

Risposta rapida: essere pronti a rispondere immediatamente in caso di complicazioni durante un esame.

Protocolli di emergenza: familiarizzare con i protocolli specifici per la gestione delle crisi mediche durante le esplorazioni.

Comunicazione chiara e continua:

Con il paziente: lo tenga informato di ciò che sta accadendo, soprattutto se sono necessari aggiustamenti o cambiamenti.

Con l'équipe medica: garantire una comunicazione fluida con tutti i membri dell'équipe medica per assicurare la coerenza dell'assistenza.

Documentazione meticolosa:

Rapporti dettagliati: ogni dettaglio, osservazione o incidente deve essere accuratamente registrato per garantire la piena tracciabilità.

Aggiornare la cartella clinica: assicurarsi che tutte le informazioni rilevanti siano aggiunte rapidamente alla cartella clinica del paziente.

Riflessione e apprendimento :

Revisioni di casi: Organizza o partecipa a revisioni di casi per discutere le sfide, le soluzioni e le lezioni apprese.

Formazione continua: cerchi opportunità di apprendimento per gestire efficacemente casi medici complessi.

Supporto emotivo :

Per il paziente: riconoscere l'ansia o la paura associate alla complessità della sua situazione e offrire un sostegno empatico.

Per l'infermiere: diventare consapevole del potenziale stress della gestione di casi complessi e cercare modi per decomprimere e fornire supporto.

La gestione di casi medici complessi richiede all'infermiere di esplorazione funzionale una straordinaria versatilità, competenza e resilienza. Tuttavia, è anche un'opportunità per fare la differenza nella vita dei pazienti, fornendo un'assistenza di qualità, anche nelle situazioni più difficili.

L'importanza della cura di sé

• Gestire lo stress e la fatica

Nel mondo frenetico dell'esplorazione funzionale, il ritmo veloce, le maggiori responsabilità e la natura delicata delle procedure possono rendere gli infermieri particolarmente vulnerabili allo stress e alla fatica. Riconoscere e gestire questi elementi è fondamentale non solo per il benessere personale dell'infermiere, ma anche per garantire un'assistenza ottimale al paziente.

Riconoscimento dei segni :

Fisico: esaurimento, mal di testa, disturbi del sonno.

Emotivo: irritabilità, sensazione di sopraffazione, ansia o depressione.

Comportamento: ritiro sociale, cambiamenti nell'appetito, decisioni affrettate o errori evitabili.

Comprendere le fonti di stress:

Carico di lavoro: giornate lunghe, pazienti numerosi o particolarmente esigenti.

Complessità dei casi: gestione di casi medici difficili o di situazioni di emergenza.

Dinamiche di squadra: relazioni tese o mancanza di supporto all'interno dell'équipe medica.

Strategie di prevenzione :

Organizzazione e definizione delle priorità: pianifichi la sua giornata, deleghi dove possibile e impari a dire di no quando è necessario.

Pause regolari: faccia delle brevi pause durante la giornata per fare stretching, respirare o semplicemente allontanarsi brevemente.

Dieta e idratazione: segua una dieta equilibrata e beva acqua a sufficienza per mantenere i suoi livelli di energia.

Tecniche di gestione dello stress:

Respirazione profonda e meditazione: pratiche semplici che possono essere eseguite ovunque per ridurre istantaneamente lo stress.

Esercizio fisico: un'attività fisica regolare, anche con moderazione, può aiutare ad alleviare lo stress e a migliorare l'umore.

Hobby e passioni: trovare il tempo per attività non legate al lavoro, come la lettura, il giardinaggio, l'ascolto di musica o qualsiasi altra passione.

Supporto professionale e personale:

Supervisione e tutoraggio: trovare un mentore o un supervisore con cui discutere le sue sfide professionali.

Reti di supporto: condivida le sue esperienze con i colleghi o si unisca ai gruppi di supporto per gli operatori sanitari.

Terapia o consulenza: in alcuni casi, un aiuto professionale può essere utile per gestire lo stress o altri problemi emotivi.

Gestire la fatica :

Igiene del sonno: si assicuri di avere un ambiente favorevole al sonno, segua un rituale regolare ed eviti la caffeina o gli schermi prima di andare a letto.

Giorni di riposo: rispetti i giorni di riposo ed eviti il più possibile di lavorare al di fuori dell'orario normale.

Formazione e consapevolezza :

Workshop di gestione dello stress: partecipi a corsi di formazione o workshop specifici per sviluppare le sue capacità di gestione dello stress.

Formazione continua: si tenga aggiornato sulle ultime ricerche e sui metodi per prevenire e gestire lo stress nell'ambiente medico.

Lo stress e la fatica sono inevitabili nel settore medico, ma con il riconoscimento proattivo, la preparazione e le strategie di coping, gli infermieri che si occupano di esplorazione funzionale possono non solo sopravvivere, ma anche prosperare, fornendo la migliore assistenza possibile ai loro pazienti.

• Importanza della formazione continua

Il settore medico, compresa l'esplorazione funzionale, è in continua evoluzione. Le nuove ricerche, i progressi tecnologici e i cambiamenti nella pratica clinica rendono la formazione continua un imperativo per tutti gli operatori sanitari, e per gli infermieri in particolare.

Mantenere la competenza clinica:

Pratiche in evoluzione: i metodi e i protocolli di ieri possono diventare obsoleti o essere sostituiti da approcci migliori basati su ricerche recenti.

Aggiornare le competenze tecniche: la tecnologia medica si evolve rapidamente. Padroneggiare nuove apparecchiature e software è essenziale per garantire un'assistenza sicura ed efficace.

Soddisfare i requisiti professionali:

Accreditamenti e certificazioni: Molti organismi professionali richiedono una formazione continua per rinnovare le licenze o le certificazioni.

Standard ospedalieri: gli ospedali e le cliniche possono avere i propri requisiti per garantire la qualità dell'assistenza e la sicurezza del paziente.

Migliori risultati per i pazienti:

Assistenza basata sull'evidenza: la formazione continua mantiene gli infermieri aggiornati sulle ultime ricerche e raccomandazioni cliniche.

Prevenzione degli errori: una formazione regolare può aiutare a identificare e prevenire gli errori più comuni nella pratica.

Sviluppo professionale e crescita di carriera:

Ampliare le competenze: la formazione continua può aprire le porte a nuove specializzazioni o ruoli all'interno del sistema sanitario.

Networking: i corsi e le conferenze sono eccellenti opportunità per incontrare altri professionisti, scambiare idee e creare legami professionali.

Adattamento alla legislazione e all'etica :

Conformità legale: le leggi sulla sanità stanno cambiando e gli infermieri devono essere informati per garantire la conformità.

Questioni etiche: di fronte a nuove tecnologie o approcci, possono sorgere dilemmi etici. La formazione può aiutarla a navigare in queste acque complesse.

Aumentare la fiducia in se stessi e l'autostima:

Fiducia nella pratica: padroneggiando le conoscenze più recenti, gli infermieri possono affrontare il loro lavoro con maggiore sicurezza.

Riconoscimento da parte dei colleghi: la formazione continua può anche essere una fonte di riconoscimento e di rispetto da parte dei colleghi.

Soddisfare le esigenze mutevoli della popolazione:

Tendenze demografiche: con l'invecchiamento della popolazione o l'emergere di nuove malattie, le esigenze sanitarie cambiano.

Sensibilità culturale: la formazione può aiutare a comprendere e rispettare le differenze culturali o sociali dei pazienti.

La formazione continua è molto più di un semplice requisito professionale per gli infermieri nell'esplorazione funzionale. È un investimento nella loro carriera, una garanzia di qualità per i loro pazienti e una dimostrazione del loro impegno per l'eccellenza nell'assistenza sanitaria.

Capitolo 4

INDAGINI DI ROUTINE E COME FUNZIONANO

Indagine funzionale respiratoria (FRI)

• Preparare il paziente

I test di funzionalità polmonare (PFT) sono una serie di test utilizzati per valutare la capacità dei polmoni, la quantità di aria che possono contenere e la velocità con cui l'aria può entrare e uscire dai polmoni. Una buona preparazione del paziente è fondamentale per ottenere risultati accurati e affidabili.

Spiegazione del test :

Obiettivo dell'EFR: informare il paziente sull'utilità dell'EFR e su come aiuta a diagnosticare o monitorare alcune malattie polmonari.

Procedura del test: spiegare brevemente le varie fasi del test, in modo che il paziente sappia cosa aspettarsi.

Istruzioni prima del test :

Farmaci: Chiedere al paziente se sta assumendo broncodilatatori o altri farmaci che potrebbero influenzare i risultati, e seguire le raccomandazioni sull'opportunità di assumerli prima del test.

Pasti: in genere è consigliabile evitare di consumare un pasto abbondante almeno due ore prima del test, per evitare qualsiasi disagio.

Abbigliamento: Suggerisce di indossare un abbigliamento comodo e non restrittivo.

Condizioni mediche preesistenti :

Chieda al paziente di eventuali problemi polmonari, cardiaci o di altra natura.

Consigliare ai pazienti con un'infezione respiratoria recente (come la bronchite) di aspettare prima di eseguire l'EFR.

Cose da evitare:

Fumo: si raccomanda di non fumare per almeno 1 ora prima del test.

Esercizio fisico intenso: eviti un'attività fisica intensa poco prima del test.

Alcool: eviti di bere alcolici prima dell'esame.

Rassicurazione e rafforzamento della fiducia:

Informare il paziente che l'EFR è generalmente indolore.

Rassicura il paziente che gli operatori sanitari sono addestrati a gestire qualsiasi disagio o problema che possa insorgere durante il test.

Posizionamento durante il test :

Spiegare la necessità di stare seduti in posizione eretta durante l'esame.

Istruisca il paziente su come usare il boccaglio e sull'importanza di sigillare le labbra intorno ad esso.

Istruzioni durante il test :

Incoraggiare il paziente a seguire con precisione le istruzioni durante l'EFR, come ad esempio inspirare profondamente o espirare completamente.

Informare il paziente che potrebbe dover eseguire alcune manovre più volte per garantire l'accuratezza dei risultati.

Dopo il test :

Informare il paziente che, dopo il test, potrà tornare alle sue normali attività.

Se hanno dubbi su possibili effetti collaterali o provano disagio dopo il test, devono informare l'infermiera o il medico.

Preparando accuratamente il paziente ai test di funzionalità polmonare, gli operatori sanitari non solo garantiscono l'accuratezza dei risultati, ma assicurano anche che il paziente sia a suo agio, informato e fiducioso durante il processo.

• Conduzione dell'esame

I test funzionali polmonari sono una serie di esami essenziali per valutare la capacità polmonare. Devono essere eseguiti in modo preciso e strutturato per garantire risultati affidabili.

Installazione dell'apparecchiatura :

Controllo dell'attrezzatura: si assicuri che lo spirometro e le altre attrezzature necessarie funzionino correttamente e siano calibrate.

Preparazione del boccaglio e della clip nasale: questi articoli devono essere puliti, sterili e pronti all'uso.

Posizionamento del paziente :

Seduto: il paziente deve essere seduto comodamente, con i piedi appoggiati sul pavimento, la schiena dritta e sostenuta.

Utilizzo della clip per il naso: applichi la clip per il naso per evitare che l'aria fuoriesca dal naso durante le manovre.

Istruzioni iniziali :

Spiegazione dettagliata: informare il paziente su ogni fase dell'esame, in modo che comprenda appieno ciò che gli viene chiesto di fare.

Dimostrazione: può essere utile una breve dimostrazione della respirazione prevista.

Esecuzione del test :

Inspirazioni ed espirazioni normali: prima chiedere al paziente di respirare normalmente per ottenere una linea di base.

Manovra della Capacità Vitale Forzata (FVC): istruire il paziente a inspirare profondamente ed espirare il più rapidamente e completamente possibile.

Volume espiratorio forzato (FEV): spesso viene registrato contemporaneamente al FVC.

Misura il volume dell'aria espirata durante il primo secondo di espirazione forzata.

Osservazione attenta:

Monitoraggio dello sforzo: assicurarsi che il paziente esegua le manovre correttamente e con il massimo sforzo.

Rilevare le anomalie: prestare attenzione a qualsiasi difficoltà o anomalia nella respirazione del paziente.

Ripetere se necessario:

Per garantire l'accuratezza, è prassi comune ripetere le manovre tre o più volte, avendo cura di fare delle pause tra un tentativo e l'altro per evitare l'affaticamento del paziente.

Misure post-broncodilatatore :

Se necessario, si può effettuare un test di reversibilità con un broncodilatatore per valutare la reattività delle vie aeree. Il test viene ripetuto dopo la somministrazione del farmaco.

Finalizzazione :

Pulizia dell'apparecchiatura: una volta completato il test, l'apparecchiatura deve essere pulita e disinfettata.

Analisi dei dati: esaminare le curve e i valori ottenuti per individuare anomalie o tendenze.

Rassicurare il paziente: informarlo che l'esame è terminato e discutere brevemente i passi successivi.

Documentazione:

Annota tutti i risultati rilevanti, le osservazioni e qualsiasi commento o preoccupazione del paziente.

La conduzione efficiente e organizzata dell'EFR da parte dell'infermiere non solo garantisce l'ottenimento di risultati affidabili, ma contribuisce anche a un'esperienza positiva per il paziente, riducendo al minimo il disagio e massimizzando la collaborazione.

• Risultati e interpretazione

Fornendo informazioni quantitative sulla capacità polmonare e sulla funzionalità delle vie aeree, la LFT svolge un ruolo cruciale nella diagnosi, nel monitoraggio e nella gestione di molte malattie polmonari. Comprendere e interpretare correttamente questi risultati è essenziale per una gestione clinica appropriata.

Comprendere i valori chiave:

Capacità vitale forzata (FVC): si tratta del volume totale di aria espirata durante l'espirazione forzata dopo l'inspirazione massima.

Volume espiratorio forzato in 1 secondo (VEF1): Quantità di aria espirata nel primo secondo di un'espirazione forzata.

Rapporto VEF1/CVF: indica la percentuale di capacità vitale espirata nel primo secondo.

Interpretazione   dei valori :

Normale: i valori entro i limiti normali indicano una funzione polmonare adeguata.

Ostruzione delle vie aeree: una diminuzione del rapporto VEF1/CVF è suggestiva di un'ostruzione delle vie aeree, come nell'asma o nella BPCO.

Restrizione polmonare: una FVC ridotta con un rapporto VEF1/CVF normale o elevato suggerisce una restrizione polmonare, come si vede nella fibrosi polmonare.

Curve spirometriche :

Imparare a leggere e interpretare le curve consente di visualizzare le anomalie e di individuare i modelli caratteristici di determinate patologie.

Test di reversibilità :

Se dopo la somministrazione di un broncodilatatore si verifica un miglioramento significativo dei valori (in genere almeno il 12% e 200 ml per il VEF1), ciò indica la reattività delle vie aeree, spesso osservata nell'asma.

Considerazioni individuali :

Fattori personali: L'età, l'altezza, il sesso e l'origine etnica possono influenzare i valori normali previsti per un individuo.

Anamnesi medica: l'anamnesi di una malattia polmonare, i sintomi attuali e i farmaci assunti possono influenzare l'interpretazione.

Importanza del trend :

I singoli risultati forniscono un quadro in un determinato momento, ma il monitoraggio delle tendenze nel tempo può fornire informazioni sulla progressione della malattia o sull'efficacia del trattamento.

Correlazione clinica :

È fondamentale contestualizzare i risultati con i sintomi, i segni clinici e le altre indagini del paziente. Ad esempio, un paziente con risultati EFR normali ma con sintomi significativi può richiedere ulteriori indagini.

Consigli per i pazienti :

Una volta interpretati i risultati, è fondamentale informare il paziente delle conclusioni, delle potenziali implicazioni per la sua salute e dei passi successivi.

La corretta interpretazione dei risultati dell'EFR richiede una formazione adeguata e un'esperienza clinica, oltre a un approccio globale e personalizzato per ogni paziente. Un'attenta considerazione dei risultati e del loro contesto ottimizzerà la gestione clinica e il follow-up del paziente.

Indagine funzionale cardiaca

• Esame elettrocardiografico

L'elettrocardiografia è una delle tecniche più utilizzate in cardiologia. Registra l'attività elettrica del cuore e fornisce informazioni preziose sul suo funzionamento. Ecco una descrizione dettagliata di questo test e della sua importanza.

Introduzione all'elettrocardiografia :

Principio di base: l'ECG misura e registra le variazioni del potenziale elettrico generato dalle cellule cardiache attraverso la pelle.

Preparazione del paziente :

Posizione: il paziente deve essere generalmente sdraiato sulla schiena in una posizione comoda.

Pulizia della pelle: per garantire una buona conduzione, la pelle viene pulita e, se necessario, leggermente spazzolata per liberarla dai peli.

Posizionamento degli elettrodi: gli elettrodi adesivi vengono collocati in posizioni specifiche sul petto, sulle braccia e sulle gambe del paziente.

Esecuzione di un ECG :

Registrazione : Il dispositivo ECG registra gli impulsi elettrici del cuore in un determinato periodo di tempo.

Manovre specifiche: a volte possono essere necessarie manovre come respirare profondamente o stare in piedi per valutare alcune anomalie.

Interpretazione dell'ECG :

Onde e complessi : L'ECG è composto da diverse onde (P, QRS, T) che corrispondono a diverse fasi dell'attività cardiaca.

Ritmo cardiaco: si può valutare la regolarità, la frequenza e l'origine del ritmo.

Ischemia o infarto: cambiamenti specifici dell'ECG possono indicare un apporto inadeguato di ossigeno al muscolo cardiaco.

Disturbi della conduzione: l'ECG può mostrare ritardi o blocchi nella propagazione dell'impulso elettrico.

Altre anomalie: si possono rilevare anche l'ingrossamento dei ventricoli, l'ipertrofia atriale, i disturbi elettrolitici, tra gli altri.

Situazioni speciali:

ECG da sforzo: eseguito durante l'esercizio fisico per valutare come il cuore reagisce allo sforzo.

ECG Holter: una registrazione di 24 ore per rilevare le anomalie che non appaiono in un ECG standard.

Rassicurare il paziente:

È fondamentale informare il paziente che l'esame non è invasivo e generalmente indolore. Dopo l'esame, i risultati devono essere spiegati brevemente o si deve dire al paziente che i risultati saranno discussi con il medico in un secondo momento.

Limitazioni dell'ECG :

Sebbene l'ECG sia altamente informativo, ha i suoi limiti e a volte può richiedere altri esami per confermare o confutare una diagnosi.

La padronanza dell'esame elettrocardiografico richiede una formazione approfondita e un'esperienza pratica, poiché la corretta interpretazione è fondamentale per la diagnosi e la gestione delle condizioni cardiache. In questo contesto, l'infermiere svolge un ruolo fondamentale nel preparare il paziente, nell'eseguire l'esame e nel garantire una comunicazione efficace con l'équipe medica e con il paziente stesso.

• Test da sforzo

Un test da sforzo, noto anche come test da sforzo o elettrocardiografia da sforzo, è un'indagine cardiaca che misura la risposta del cuore allo sforzo fisico. È uno strumento essenziale per valutare la capacità funzionale del cuore e identificare eventuali anomalie che si manifestano solo durante l'esercizio.

Obiettivi del test da sforzo :
- Valutazione della capacità cardiaca di rispondere allo sforzo.
- Rilevamento della malattia coronarica.
- Determinare la causa dei sintomi, come la dispnea o il dolore al petto.
- Monitorare il progresso di una malattia cardiaca nota o valutare l'efficacia di un trattamento.

Preparazione del paziente :
- Consigli sulla dieta e sull'idratazione prima del test.
- Anamnesi medica, farmaci assunti ed eventuali sintomi.
- Spiegare la procedura e rassicurare il paziente.
- Installazione degli elettrodi ECG.

Procedura di test :
- **Fase di riposo**: ECG e misurazioni basali (pressione sanguigna, frequenza cardiaca).
- **Fase di esercizio**: il paziente inizia a camminare o a correre su un tapis roulant o a pedalare su un cicloergometro. L'intensità dell'esercizio viene aumentata gradualmente.

Monitoraggio continuo: l'ECG, la pressione sanguigna e i sintomi vengono monitorati continuamente.

Interruzione del test: il test viene interrotto se il paziente raggiunge la frequenza cardiaca massima target, sviluppa dei sintomi o si verificano delle anomalie dell'ECG.

Dopo il test :

Fase di recupero: monitoraggio continuo durante la fase di raffreddamento.

Rimozione degli elettrodi.

Discussione preliminare   dei risultati con il paziente.

Interpretazione   dei risultati :

Analisi dei cambiamenti dell'ECG.

Valutazione della pressione sanguigna e della frequenza cardiaca in risposta all'esercizio fisico.

Correlazione   dei sintomi riferiti con i dati raccolti.

Limitazioni e rischi :

Come qualsiasi altro esame medico, il test da sforzo ha i suoi limiti e potrebbe non rilevare tutte le malattie cardiache.

Rischi minimi come affaticamento, dolore al petto o, in rari casi, complicazioni cardiache.

Importanza del ruolo dell'infermiere :

Preparazione adeguata del paziente.

Monitoraggio attento durante il test.

Comunicazione efficace con il medico e il paziente.

Il test da sforzo è un'indagine cardiaca fondamentale per valutare la funzione cardiaca in situazioni di stress. Sebbene sia tecnicamente semplice, il suo successo dipende da una preparazione adeguata, da un monitoraggio rigoroso e da un'attenta interpretazione dei dati, tutte aree in cui l'infermiere svolge un ruolo cruciale.

• Ecocardiografia

L'ecocardiografia è un metodo di imaging medico che utilizza gli ultrasuoni per ottenere immagini dettagliate del cuore. Viene utilizzata per valutare la morfologia, le dimensioni e la funzione delle varie strutture cardiache, come le camere, le valvole e i grandi vasi.

Principi di ecocardiografia :

Ultrasuoni: Le onde sonore ad alta frequenza, non udibili dall'orecchio umano, vengono emesse da una sonda e rimbalzano sulle strutture cardiache.

L'eco: il ritorno di queste onde (o eco) viene raccolto dalla sonda, che le trasforma in immagini video che possono essere visualizzate sullo schermo.

Tipi di ecocardiografia :

Ecocardiografia transtoracica (TTE): La sonda viene posizionata sul torace del paziente.

Ecocardiografia transesofagea (TEE): una sonda speciale viene inserita nell'esofago per ottenere immagini più precise di alcune strutture cardiache.

Ecocardiografia da stress: eseguita prima e dopo uno sforzo fisico o una stimolazione farmacologica per valutare la risposta cardiaca.

Preparazione del paziente :

Spiegazione della procedura.

Il paziente viene generalmente posizionato sul fianco sinistro.

Applicazione di un gel sul torace per facilitare la conduzione degli ultrasuoni.

Esecuzione dell'esame :
La sonda viene spostata su diverse aree del torace per ottenere immagini da diverse angolazioni.
Per la TEE, viene spruzzato uno spray anestetico nella gola del paziente prima di inserire la sonda.

Interpretazione dei risultati :
Valutazione delle dimensioni e della forma delle camere cardiache.
Analisi della funzione di contrazione del cuore.
Valutazione delle valvole cardiache: morfologia, movimento e ricerca di perdite o stenosi.
Stima delle pressioni all'interno delle varie camere.
Rilevamento di masse anomale come trombosi o tumori.

Limitazioni dell'ecocardiografia :
Alcuni pazienti possono avere una finestra acustica limitata, rendendo difficile ottenere immagini di qualità.
La TEE, sebbene più accurata, è più invasiva e non può essere utilizzata in tutti i pazienti.

Il ruolo essenziale dell'infermiere:
Rassicurare e informare il paziente.
Preparare correttamente il paziente e l'attrezzatura.
Assistere il cardiologo durante l'esame, soprattutto in caso di TEE.
Monitorare la risposta del paziente durante e dopo l'esame.

L'ecocardiografia è una pietra miliare della cardiologia diagnostica. Fornisce una visione in tempo reale delle dinamiche cardiache, consentendo ai pazienti di essere valutati in modo completo e di essere curati in modo ottimale. Gli infermieri svolgono un ruolo centrale in questo processo, assicurando il benessere del paziente e garantendo il corretto svolgimento dell'esame.

Test della funzione digestiva

• Manometria esofagea

La manometria esofagea è una tecnica specializzata che misura la pressione all'interno dell'esofago. Viene utilizzata principalmente per valutare la funzione dei muscoli esofagei e dello sfintere esofageo inferiore. Questo esame è essenziale per diagnosticare patologie come l'acalasia o altri disturbi motori esofagei.

Principi della manometria esofagea :

Misurazione della pressione: La tecnica prevede l'inserimento di un catetere dotato di sensori di pressione attraverso il naso, abbassandolo nell'esofago e nello stomaco.

Registrazioni: Questi sensori registrano le pressioni durante la discesa, mappando il profilo della pressione lungo l'esofago.

Indicazioni per l'esame :

Disfagia (difficoltà di deglutizione) inspiegabile.

Sospetti di acalasia.

Reflusso gastro-esofageo resistente al trattamento.

Dolore toracico di origine non cardiaca.

Preparazione del paziente :

Digiuno per almeno 6 ore.

Spiegazione dettagliata   della procedura.

Consenso informato.

Spray anestetico nella narice per facilitare l'inserimento del catetere.

Esecuzione dell'esame :
  Posizionare il paziente in posizione seduta o sdraiata.
  Il catetere viene inserito delicatamente attraverso il naso nell'esofago e nello stomaco.
  Al paziente viene chiesto di eseguire diverse deglutizioni, durante le quali vengono registrate le misurazioni.
  Il catetere viene poi rimosso.
Interpretazione dei risultati :
  Valutazione delle onde peristaltiche esofagee.
  Misurazione della pressione dello sfintere esofageo inferiore.
  Identificazione di eventuali anomalie del motore o della pressione.
Limitazioni e disagi :
  Sensazione sgradevole durante l'inserimento del catetere.
  Rischio minimo di sanguinamento o di irritazione nasale.
  Il paziente deve collaborare attivamente durante l'esame.
Ruolo dell'infermiere :
  Informare e rassicurare il paziente prima, durante e dopo l'esame.
  Assistere il gastroenterologo durante la procedura.
  Monitorare la risposta del paziente, in particolare per individuare eventuali segni di disagio.
  Fornire consigli post-esame, come ad esempio evitare di mangiare subito dopo la procedura.

Sebbene sia meno comune rispetto ad altre indagini funzionali, la manometria esofagea rimane uno strumento diagnostico prezioso per valutare la funzione esofagea. Il ruolo dell'infermiere, come accompagnatore e assistente, è essenziale per garantire la tranquillità del paziente e il corretto svolgimento di questo esame tecnico.

• pH-metria

La pH-metria esofagea è una tecnica diagnostica per misurare l'acidità (o pH) all'interno dell'esofago per un periodo prolungato, di solito 24 ore. Viene utilizzata principalmente per valutare la presenza e la gravità della malattia da reflusso gastro-esofageo (GERD), in cui il contenuto acido dello stomaco risale nell'esofago.

Principi di misurazione del pH :
- Un catetere sottile, dotato di uno o più sensori di pH, viene inserito attraverso il naso nell'esofago.
- Il sensore registra il pH dell'esofago a intervalli regolari nell'arco di 24 ore.
- Questi dati vengono memorizzati in un piccolo dispositivo indossato alla cintura del paziente.

Indicazioni per l'esame :
- Sintomi suggestivi di reflusso gastro-esofageo, nonostante i risultati endoscopici normali.
- Valutazione dell'efficacia dei trattamenti antireflusso.
- Sintomi atipici come tosse cronica, laringite o sensazione di corpo estraneo nella gola.

Preparazione del paziente :
- Digiunare per alcune ore prima dell'esame.
- Sospensione temporanea di alcuni farmaci (antiacidi, inibitori della pompa protonica).
- Spiegazione dettagliata della procedura e ottenimento del consenso informato.

Esecuzione dell'esame :
- Il catetere viene introdotto delicatamente attraverso il naso in una posizione predeterminata nell'esofago.

Attaccare il catetere al naso e collegarlo al registratore indossato sulla cintura.

Si consiglia ai pazienti di continuare a svolgere le loro attività abituali, ma di evitare l'esercizio fisico intenso.

Sono anche incoraggiati ad annotare gli orari dei pasti, i sintomi e i periodi di sonno.

Interpretazione   dei risultati :

Analisi delle variazioni del pH esofageo nel corso della giornata.

Identificazione degli episodi di reflusso acido e loro correlazione con i sintomi notati dal paziente.

Limitazioni e disagi :

Sensazione sgradevole della presenza del catetere.

Limitazioni minori alle attività quotidiane.

Ruolo   dell'infermiere :

Preparare e rassicurare il paziente.

Aiuto per il montaggio del catetere e del registratore.

Fornisce istruzioni chiare per la durata dell'esame.

Rimozione del dispositivo il giorno successivo e raccolta di informazioni sulla giornata del paziente.

La pH-metria esofagea offre una visione dettagliata dell'ambiente acido dell'esofago e delle sue variazioni nel tempo. Per il paziente, si tratta di una procedura che richiede una certa dose di adattamento, ma il supporto e l'assistenza dell'infermiera rendono l'esperienza il più confortevole possibile.

• Altri test specifici

Oltre ai test di funzionalità cardiaca, respiratoria e digestiva già menzionati, esiste un'intera gamma di test progettati per valutare il funzionamento di altri organi e sistemi. Questi esami possono essere semplici come la misurazione della pressione sanguigna o complessi come l'imaging cerebrale. Per gli infermieri, la comprensione di questi esami e del loro significato è fondamentale per una gestione olistica del paziente.

Indagine funzionale renale :

Test di clearance della creatinina: misura la capacità dei reni di eliminare la creatinina, un sottoprodotto metabolico.

Preparazione del paziente: spiegazione, raccolta delle urine delle 24 ore.

Il ruolo dell'infermiere: coordinare la raccolta, informare il paziente e analizzare i risultati.

Valutazione urodinamica: valuta la funzione della vescica e dell'uretra.

Preparazione: Spiegazione, evitare il consumo eccessivo di liquidi prima del test.

Ruolo dell'infermiere: assistere il medico durante la visita, monitorare il paziente per individuare eventuali complicazioni.

Indagine funzionale neurologica :

Elettroencefalogramma (EEG): registra l'attività elettrica del cervello.

Preparazione: Lavare i capelli, evitare la caffeina.

Il ruolo dell'infermiere: applicare gli elettrodi, monitorare il paziente durante la registrazione.

Potenziali evocati: misurano la risposta del cervello a stimoli specifici.

Preparazione: spiegazioni preliminari, rilassamento.

- Il ruolo dell'infermiere: assistenza durante il test, monitoraggio delle reazioni del paziente.
- Indagine funzionale endocrina :
  - **Test di tolleranza al glucosio**: valuta la capacità dell'organismo di gestire il glucosio.
    - Preparazione: digiuno, consumo di una soluzione zuccherina.
    - Il ruolo dell'infermiere: prelevare campioni di sangue a intervalli regolari, monitorando i segni di iperglicemia o ipoglicemia.
  - **Test di stimolazione o di frenata**: valuta la funzione di alcune ghiandole endocrine.
    - Preparazione: spiegazione, eventuale digiuno.
    - Il ruolo dell'infermiere: somministrare stimolanti o inibitori, prelevare campioni di sangue, monitorare le reazioni.
- Indagine funzionale muscolare :
  - **Elettromiogramma (EMG)**: misura l'attività elettrica dei muscoli.
    - Preparazione: evitare creme o lozioni, rilassamento.
    - Il ruolo dell'infermiere: applicare gli elettrodi, rassicurare il paziente durante la registrazione.

Questi esami, sebbene diversi per natura e complessità, condividono tutti la necessità di una preparazione adeguata, di un'esecuzione accurata e di un'interpretazione esperta. Gli infermieri svolgono un ruolo centrale in ognuna di queste fasi, assicurando che i pazienti siano informati, a proprio agio, sicuri e, in definitiva, ben assistiti. Tutti questi esami contribuiscono a una diagnosi accurata e a una gestione terapeutica appropriata, rendendo l'infermiere un anello essenziale della catena assistenziale.

Capitolo 5

ETICA E CONDOTTA PROFESSIONALE NELL'ESPLORAZIONE FUNZIONALE

Riservatezza e diritti del paziente

• Protezione dei dati medici

La protezione dei dati medici è una parte essenziale della pratica medica moderna. Con l'avvento dei sistemi di gestione delle cartelle cliniche elettroniche e i progressi della tecnologia, la riservatezza e la sicurezza delle informazioni mediche dei pazienti sono diventate una preoccupazione importante. Non solo questi dati sono di vitale importanza per la gestione clinica, ma la loro divulgazione o il loro uso improprio possono avere gravi conseguenze per la privacy del paziente.

Natura dei dati medici :
- Informazioni identificative: nome, data di nascita, indirizzo, ecc.
- Anamnesi medica: antecedenti, allergie, trattamenti in corso.
- Risultati degli esami: analisi di laboratorio, imaging, esplorazioni funzionali.
- Rapporti chirurgici, ricoveri e consultazioni.

Rischi associati alla divulgazione :
- Stigmatizzazione e discriminazione, in particolare per malattie specifiche.
- Uso fraudolento dei dati per il furto di identità.
- Impatto psicologico sul paziente in caso di divulgazione non autorizzata.

Misure di protezione :
- **Crittografia dei dati**: rendere i dati illeggibili, tranne che per coloro che possiedono la chiave appropriata.
- **Controllo dell'accesso**: solo le persone autorizzate possono accedere alle informazioni.
- **Formazione**: sensibilizzare il personale medico e paramedico sull'importanza della riservatezza.

Audit regolari: esaminare i sistemi per individuare eventuali difetti o abusi.

Il ruolo dell'infermiere:

Garantire che tutti gli scambi di informazioni, siano essi orali, scritti o elettronici, rispettino la riservatezza del paziente.

Utilizzi solo sistemi e software approvati per la gestione e la trasmissione dei dati.

Segnalare qualsiasi violazione della sicurezza o uso sospetto dei dati.

Educare i pazienti sui loro diritti in relazione ai loro dati medici e su come possono accedere a queste informazioni in modo sicuro.

Quadro giuridico ed etico:

Molti Paesi hanno leggi severe sulla protezione dei dati medici, che impongono pene severe in caso di violazione.

La stessa etica medica insiste sul rispetto della riservatezza del paziente come componente fondamentale dell'assistenza.

La protezione dei dati medici è più di una misura tecnica o procedurale. È un impegno profondo nei confronti del rispetto e della dignità dei pazienti. In quanto professionisti del settore sanitario, gli infermieri hanno la responsabilità di proteggere queste informazioni, garantendo al contempo che siano disponibili per fornire un'assistenza sicura ed efficace.

• Consenso informato

Ottenere il consenso informato è una fase cruciale ed eticamente essenziale del trattamento medico. Riflette il rispetto per la dignità e l'autonomia del paziente, consentendogli di prendere decisioni informate sul proprio corpo e sulla propria salute. Gli infermieri, che spesso sono in prima linea nella comunicazione con i pazienti, svolgono un ruolo centrale in questo processo.

Definizione e importanza del consenso informato :

Si tratta di un accordo dato volontariamente da un paziente, dopo essere stato adeguatamente informato, per sottoporsi a una specifica procedura medica.

Si basa sul principio etico del rispetto dell'autonomia del paziente, garantendo che il paziente abbia una comprensione sufficiente della procedura, dei suoi rischi e benefici e delle possibili alternative.

Elementi del consenso informato :

Informazioni complete: i pazienti devono ricevere informazioni complete sulla procedura proposta, la sua natura, i rischi, i benefici e le alternative (compresa l'opzione di non trattare).

Comprensione: il paziente deve comprendere queste informazioni e spetta al professionista assicurarsi che ciò avvenga.

Libero arbitrio: il consenso deve essere dato liberamente, senza coercizione o pressione.

Il ruolo dell'infermiere:

Facilitare la comunicazione: aiutare a spiegare le procedure mediche in termini semplici e comprensibili, rispondendo alle domande o alle preoccupazioni del paziente.

Valutare la comprensione: assicurarsi che il paziente abbia compreso le informazioni fornite.

Rispettare l'autonomia del paziente: riconoscere e sostenere il diritto del paziente a prendere decisioni sulla propria salute.

Casi speciali:

Pazienti minorenni: spesso è necessario il coinvolgimento dei tutori o dei genitori, anche se la partecipazione dei minori è incoraggiata, a seconda della loro età e maturità.

Pazienti incapaci di dare il proprio consenso: In alcuni casi, come per i pazienti in stato comatoso o psicologicamente incapaci di comprendere, la decisione può essere presa da una persona di fiducia o da un rappresentante legale.

Conseguenze del consenso non informato :

Ripercussioni etiche e legali: l'assenza di consenso informato può portare a procedimenti legali per cattiva condotta professionale.

Perdita di fiducia: la relazione terapeutica può essere compromessa se il paziente sente che la sua autonomia non è stata rispettata.

Documentazione:

Il consenso informato deve essere generalmente documentato, spesso in forma scritta, per garantire la tracciabilità e la protezione sia del paziente che dell'operatore sanitario.

Il consenso informato è molto più di una formalità amministrativa. Incarna la pratica medica centrata sul paziente, dove la comunicazione, il rispetto e il processo decisionale condiviso sono al centro dell'assistenza fornita. In quanto attori centrali di questa comunicazione, gli infermieri hanno la responsabilità etica e professionale di garantire che il consenso informato sia attuato correttamente.

Gestire i dilemmi etici

· **Casi in cui i risultati potrebbero avere importanti implicazioni**

I dilemmi etici sono inerenti alla pratica medica. Quando un infermiere lavora nell'esplorazione funzionale, alcuni risultati possono rivelare patologie o anomalie gravi che potrebbero avere implicazioni importanti per il paziente. La gestione di queste situazioni richiede tatto, abilità e sensibilità.

La natura dei dilemmi etici :

I dilemmi etici sorgono quando c'è un conflitto tra due o più valori o principi etici. Ad esempio, il rispetto dell'autonomia del paziente può essere in conflitto con il principio di beneficenza.

Nel contesto delle esplorazioni funzionali, un dilemma etico comune potrebbe essere la scoperta di una grave anomalia non prevista durante un esame effettuato per un motivo completamente diverso.

Annuncio di risultati problematici :

Sensibilità: avvicinarsi al soggetto con empatia, tenendo conto dello stato emotivo del paziente.

Onestà: fornire informazioni accurate senza minimizzare o esagerare la gravità della situazione.

Adattamento: adattare il livello di dettaglio alle esigenze e ai desideri del paziente, rispettando il suo diritto all'informazione.

Rispetto dell'autonomia del paziente:

I pazienti hanno il diritto di sapere, ma hanno anche il diritto di non sapere. Alcuni pazienti possono preferire di non essere informati di certe scoperte.

Gli infermieri devono sempre chiedere ai pazienti come desiderano essere informati e rispettare i loro desideri, assicurandosi che comprendano le implicazioni della loro decisione.

Collaborazione interprofessionale :

In situazioni complesse, gli infermieri devono lavorare a stretto contatto con il medico, lo psicologo e gli altri membri del team sanitario per garantire che i pazienti ricevano un'assistenza completa e adeguata.

Le riunioni di consultazione multidisciplinare possono aiutare a determinare il modo migliore per affrontare un dilemma etico.

Supporto emotivo :

La scoperta di una patologia grave può essere traumatica per il paziente. Gli infermieri devono essere pronti a offrire un sostegno emotivo, a indirizzare i pazienti verso le risorse appropriate e ad ascoltare le loro preoccupazioni.

Considerazioni culturali e individuali :

Ogni paziente è unico, con le proprie credenze, i propri valori e il proprio background culturale. Gli infermieri devono essere sensibili a queste differenze e adattare la loro comunicazione di conseguenza.

Riflessione personale e supervisione :

Affrontare i dilemmi etici può essere stressante per gli stessi infermieri. La supervisione, la discussione con i colleghi e la formazione continua possono aiutare a superare queste situazioni difficili.

Quadro giuridico :

È fondamentale conoscere il quadro giuridico che circonda la divulgazione delle informazioni mediche nel Paese in cui si esercita. Le direttive anticipate, ad esempio, possono influenzare il modo in cui vengono condivisi i risultati.

I dilemmi etici sono inevitabili nella pratica medica, ma con la giusta formazione, un solido sostegno e una profonda riflessione etica, gli infermieri possono navigare in queste acque agitate in modo da rispettare i diritti, le esigenze e i desideri dei pazienti, salvaguardando al contempo il proprio benessere.

• Lavorare con popolazioni particolari (ad esempio, bambini, anziani)

Gli infermieri dell'esplorazione funzionale devono spesso lavorare con una varietà di gruppi di pazienti, ognuno con le proprie esigenze e sfide. Lavorare con popolazioni specifiche, come i bambini e gli anziani, richiede sensibilità, formazione e un approccio personalizzato.

I figli:

Comunicazione appropriata: utilizzare un linguaggio semplice, rassicurante e adatto all'età. A volte l'uso di storie o giocattoli può aiutare a spiegare una procedura.

Coinvolgimento dei genitori: I genitori o i tutori possono essere una fonte di conforto per il bambino. Possono anche fornire informazioni essenziali sulla storia medica o sulle preferenze del bambino.

Ambiente amichevole: adattare l'ambiente per renderlo meno intimidatorio, magari con elementi colorati, giocattoli o distrazioni.

Formazione specialistica: la pediatria è una specialità a sé stante e una formazione supplementare può essere utile per gli infermieri che lavorano regolarmente con i bambini.

Considerazioni etiche: spesso i bambini non sono in grado di dare un consenso informato. Lavorare con i loro tutori e tenere conto delle opinioni del bambino stesso è fondamentale.

Anziani:

Riconoscere la diversità: non tutti gli anziani sono uguali. Alcuni possono essere molto attivi e indipendenti, mentre altri possono avere problemi cognitivi o fisici.

Comunicazione chiara: i problemi di udito o di vista sono comuni tra gli anziani. Si assicuri di parlare chiaramente, di usare un linguaggio semplice e di offrire ausili visivi, se necessario.

Rispettare l'autonomia: nonostante le sfide associate all'età, è fondamentale rispettare l'autonomia dei cittadini anziani, coinvolgerli nelle decisioni sulla loro salute e rispettare le loro scelte.

Sensibilità ai problemi cognitivi: La demenza e altri disturbi cognitivi sono più comuni nelle persone anziane. Avere una formazione in geriatria e capire come interagire con le persone con problemi cognitivi è essenziale.

Considerazioni fisiologiche: le persone anziane possono avere risposte fisiologiche diverse agli esami o ai farmaci. È fondamentale essere consapevoli di queste variazioni per garantire la sicurezza del paziente.

Supporto emotivo: gli anziani possono soffrire di ansia, depressione o solitudine, soprattutto se sono isolati. Gli infermieri devono essere addestrati a riconoscere questi segnali e a offrire un supporto o delle raccomandazioni adeguate.

Lavorare con popolazioni specifiche nell'esplorazione funzionale richiede competenze, formazione e sensibilità particolari. Tuttavia, può anche essere molto gratificante. Comprendendo le esigenze uniche di questi gruppi e adattando il loro approccio di conseguenza, gli infermieri possono fornire un'assistenza di alta qualità che rispetta la dignità e le esigenze di ogni paziente.

Capitolo 6

INTERAZIONE E COMUNICAZIONE CON LE FAMIGLIE

L'importanza del sostegno della famiglia

• Educare le famiglie sulle procedure

L'educazione delle famiglie è un elemento cruciale nel ruolo degli infermieri, in particolare nel reparto di esplorazione funzionale. La famiglia spesso svolge un ruolo di supporto vitale per il paziente, e la comprensione delle procedure può migliorare l'esperienza del paziente e facilitare l'assistenza post-esame.

Lo scopo dell'istruzione :

L'informazione rassicura: la mancanza di conoscenza può essere fonte di ansia. Capire come funziona una procedura e il suo scopo spesso aiuta a ridurre l'ansia.

Partecipazione attiva: una famiglia ben informata può aiutare a preparare il paziente, a seguire le istruzioni pre-esame e a prendersi cura di lui dopo la procedura.

Preparazione all'esame :

Spiegare lo scopo: informare la famiglia sul motivo dell'esame e su ciò che spera di rivelare.

Sequenza della procedura: descrivere passo dopo passo ciò che il paziente e la famiglia possono aspettarsi.

Restrizioni o requisiti pre-esame: ad esempio, digiunare, evitare determinati farmaci, ecc.

Durante la procedura :

Ruolo della famiglia: a seconda della procedura e del paziente, la famiglia può essere presente o aspettare in un'area designata.

Comunicazione: informare la famiglia su come sarà tenuta informata durante la procedura, soprattutto se è lunga.

Dopo l'esame :

Assistenza post-esame: discutere di eventuali effetti collaterali o precauzioni da prendere dopo la procedura.

Risultati: informazioni su quando e come verranno comunicati i risultati.

Risorse educative :

Opuscoli e brochure: Fornire documenti scritti può aiutare le famiglie a ricordare le informazioni e a farvi riferimento in un secondo momento.

Video esplicativi: alcune cliniche dispongono di video che descrivono le procedure, che possono essere particolarmente utili per le procedure complesse.

Siti web consigliati: indirizzare la famiglia verso risorse online affidabili per ulteriori informazioni.

Rispondere alle domande:

Incoraggi la famiglia a fare domande e a rispondere con pazienza e chiarezza.

A volte è utile chiedere alla famiglia di riformulare ciò che ha capito per assicurarsi che le informazioni siano chiare.

Considerazioni culturali e linguistiche :

Riconoscere che non tutte le famiglie hanno lo stesso background culturale o la stessa lingua madre. Adattare i metodi educativi di conseguenza, ad esempio fornendo interpreti o risorse in diverse lingue.

Educare le famiglie è un investimento di tempo ed energia, ma i benefici sono notevoli. Una famiglia ben informata è in grado di sostenere meglio il paziente, di collaborare con l'équipe di cura e di contribuire a risultati di cura più positivi.

• Sostenere i propri cari nei momenti di stress o di incertezza.

Le persone vicine ai pazienti svolgono un ruolo essenziale nel processo di guarigione e recupero. Tuttavia, l'ambiente medico, unito alla preoccupazione per la salute del paziente, può creare momenti di forte stress e incertezza. Come infermieri, sostenere queste persone non è solo una questione di umanità, ma contribuisce anche a migliorare l'esperienza di cura del paziente.

Riconoscimento e convalida :

Ascolto attivo: mostrare empatia e offrire uno spazio in cui i propri cari possano esprimere le loro paure e preoccupazioni.

Convalidare i loro sentimenti: Faccia sapere alle persone care che i loro sentimenti sono normali e comprensibili.

Fornire informazioni chiare:

Aggiornamenti regolari: tenga informati i suoi cari sui progressi, sui risultati e sui prossimi passi.

Eviti il gergo medico: usi un linguaggio chiaro e semplice per garantire una comprensione ottimale.

Offrire un supporto emotivo:

Gruppi di sostegno: indirizzare i parenti a gruppi di sostegno dove possono condividere le loro esperienze e ricevere sostegno da persone in situazioni simili.

Risorse di consulenza: in casi particolarmente stressanti, consigliare servizi di consulenza o terapia.

Creare un ambiente rilassante:

Aree di riposo: fornire aree tranquille dove i propri cari possano riposare, riflettere o semplicemente fare una pausa.

Meditazione e rilassamento: alcune istituzioni offrono sessioni di meditazione o esercizi di rilassamento per aiutare a gestire lo stress.

Assicuratevi che si prendano cura di loro stessi:

Promemoria sulla salute: incoraggi i suoi cari a mangiare, riposare e fare delle pause. Il loro benessere è essenziale per sostenere il paziente.

Risorse per il benessere: fornisca informazioni sulle risorse disponibili per il benessere, come mense, bagni e aree esterne.

Formazione nell'assistenza domiciliare:

Se il paziente necessita di assistenza domiciliare, fornisca ai familiari una formazione sull'assistenza di base, sull'uso delle apparecchiature o sul monitoraggio dei sintomi.

Incoraggiare la comunicazione :

Dialogo aperto: incoraggiare i propri cari a fare domande, esprimere preoccupazioni o chiedere chiarimenti in qualsiasi momento.

Designare un punto di contatto: avere un membro dell'équipe medica come punto di contatto principale per i parenti può fornire una fonte di informazioni coerente e rassicurante.

Rispettare la diversità culturale e religiosa:

Consapevolezza culturale: comprendere le diverse prospettive culturali e religiose può aiutare a fornire un'assistenza adeguata.

Aree dedicate: prevedere aree per la preghiera o la meditazione, rispettando le esigenze spirituali dei propri cari.

Il periodo di esplorazione funzionale può essere pieno di incertezze per il paziente, ma anche per le persone a lui vicine. Come infermieri, offrire un supporto adeguato ai parenti rafforza la rete di assistenza intorno al paziente e contribuisce a un processo di guarigione più agevole.

Gestire le aspettative e le emozioni

• Dare notizie difficili

Uno dei compiti più delicati e impegnativi in campo medico è quello di dare notizie difficili ai pazienti e alle loro famiglie. Ciò richiede una combinazione di capacità di comunicazione, empatia e comprensione. Sebbene questo ruolo sia spesso affidato ai medici, anche gli infermieri possono trovarsi in situazioni in cui devono discutere di questioni delicate o fornire supporto dopo la consegna di tali notizie.

Preparazione :

Valutare le informazioni: assicurarsi di comprendere appieno la situazione medica, le implicazioni e le possibili opzioni prima di parlare con il paziente o la famiglia.

Scegliere il momento e il luogo giusto: trovare un luogo tranquillo e privato, libero da distrazioni e interruzioni.

Approccio diretto e sincero:

Sia diretto ma sensibile: usi un linguaggio chiaro ed eviti il gergo medico. Sia onesto sulla situazione, pur rimanendo compassionevole.

Inizia con un'introduzione: ad esempio, "Ho delle notizie importanti da comunicarle sui risultati degli esami".

Presenza e ascolto attivo :

Mostrare empatia: riconoscere le emozioni del paziente o della famiglia e convalidarle.

Ascoltare attivamente: essere presente, ascoltare le preoccupazioni e le domande e rispondere in modo riflessivo.

Fornire informazioni a un ritmo adeguato:

Non abbia fretta: Lasci ai pazienti e alle loro famiglie il tempo di assimilare le informazioni.

Ripetere e chiarire: è comune che le persone in stato di shock abbiano difficoltà a comprendere o ricordare le informazioni. Ripeta se necessario e chiarisca i punti che sembrano confusi.

Supporto emotivo :

Offrire conforto: a volte una semplice presenza silenziosa o una mano d'aiuto possono essere di grande conforto.

Riferimenti: suggerire gruppi di sostegno, consulenti o altri professionisti che possono aiutare a gestire il lutto o lo stress.

Coinvolgere la famiglia :

Includere i parenti: possono offrire un sostegno emotivo al paziente, fare domande e aiutare a ricordare le informazioni.

Incoraggiare la comunicazione: le persone a lei vicine possono avere prospettive o preoccupazioni diverse; le incoraggi a condividere i loro sentimenti.

Concludere la conversazione:

Riassumere i punti chiave: assicurarsi che il paziente e la famiglia abbiano compreso le informazioni essenziali.

Pianifichi le fasi successive: Che si tratti di un altro appuntamento, di un trattamento o di un'altra procedura, fornisca una panoramica di ciò che avverrà in seguito.

Cura di sé:

Riconoscere l'impatto emotivo: dare notizie difficili può essere angosciante per gli operatori sanitari. Si prenda del tempo per riconoscere le proprie emozioni e consideri la possibilità di parlarne con i colleghi o di chiedere supporto, se necessario.

Dare notizie difficili è una parte inevitabile dell'assistenza sanitaria, ma con la giusta preparazione, compassione e capacità di comunicazione, è possibile aiutare i pazienti e le loro famiglie a superare questi momenti con dignità e speranza.

• Rispondere alle domande e alle preoccupazioni

Quando si trovano di fronte a una situazione medica, sia benigna che grave, i pazienti e le loro famiglie possono avere una moltitudine di domande e preoccupazioni. Queste possono includere la natura esatta del problema, le implicazioni a lungo termine, le opzioni di trattamento e molte altre questioni. Per gli infermieri, rispondere a queste domande non è solo un dovere, ma anche un modo essenziale per stabilire la fiducia, ridurre l'ansia e garantire un'assistenza efficace.

Stabilire una comunicazione aperta :

Creare un ambiente di supporto: si assicuri che il luogo sia tranquillo, che il paziente si senta a suo agio e che le distrazioni siano ridotte al minimo.

Postura di ascolto: adotti una postura aperta e attenta, evitando di incrociare le braccia e mantenendo un contatto visivo adeguato.

Ascolto attivo :

Non interrompa: lasci che il paziente o il parente si esprima completamente prima di rispondere.

Chiarire: se una domanda è vaga o ambigua, chieda un chiarimento prima di rispondere.

Risponda in modo chiaro e conciso:

Evitare il gergo medico: utilizzare termini semplici e spiegare i concetti medici in modo comprensibile.

Utilizzi le analogie: A volte un semplice confronto può aiutare a far luce su un concetto complesso.

Onestà e trasparenza:

Non finga di sapere: se non conosce la risposta, lo ammetta e si offra di cercare le informazioni o di indirizzare il paziente a qualcuno che possa aiutarlo.

Condividere le incertezze: se la medicina non ha una risposta chiara a una particolare domanda, è importante dirlo.

Incoraggiare il dialogo :

Faccia domande aperte: Ad esempio, "Cosa ne pensa di questo?" o "C'è qualcos'altro che le passa per la testa?".

Convalidare le emozioni: riconoscere e convalidare i sentimenti del paziente o della persona cara, che siano paura, preoccupazione, rabbia o altro.

Fornisce risorse aggiuntive:

Documentazione scritta: a volte avere informazioni scritte può aiutare i pazienti a digerire le informazioni al proprio ritmo.

Riferimenti: suggerire riferimenti a specialisti, gruppi di sostegno o altre risorse che possano aiutare il paziente a trovare ulteriori informazioni o supporto.

Conclusione e follow-up :

Riassumere e convalidare: Al termine della discussione, riassuma i punti chiave e si assicuri che il paziente abbia capito.

Pianificare cosa fare dopo: se necessario, proporre un altro appuntamento o un momento per discutere ulteriormente la questione.

Autovalutazione :

Feedback: dopo la conversazione, si prenda un momento per riflettere su come è andata. Ci sono state aree di miglioramento? Il paziente è sembrato soddisfatto delle risposte?

Rispondere alle domande e alle preoccupazioni dei pazienti è una parte essenziale del ruolo dell'infermiere. Affrontando ogni interazione con empatia, apertura e competenza, gli infermieri possono contribuire in modo significativo a migliorare l'esperienza del paziente e a garantire un'assistenza di qualità.

Capitolo 7

SICUREZZA
E
PREVENZIONE
NELL'ESPLORAZIONE
FUNZIONALE

Protocolli di disinfezione e sterilizzazione

• L'importanza di una camera bianca

Nel settore medico, la pulizia e la sterilizzazione sono molto più che semplici considerazioni estetiche o di convenienza. Svolgono un ruolo cruciale nel garantire la sicurezza dei pazienti e del personale. L'ambiente in cui si svolgono le esplorazioni funzionali, come in altri campi medici, deve essere impeccabilmente pulito per ridurre il rischio di infezioni e garantire l'accuratezza dei risultati.

Perché una camera bianca è essenziale?

Ridurre le infezioni nosocomiali: molti agenti patogeni possono sopravvivere sulle superfici per periodi prolungati. Una camera bianca riduce al minimo il rischio di trasmissione delle infezioni tra i pazienti o dal personale al paziente.

Accuratezza dei risultati: i contaminanti possono alterare i risultati dei test, portando a diagnosi errate o incomplete.

Sicurezza del personale: anche gli operatori sanitari sono a rischio di esposizione agli agenti patogeni. Un ambiente pulito protegge la loro salute.

Tipi di pulizia :

Disinfezione: eliminazione della maggior parte dei microrganismi presenti sulle superfici o sulle attrezzature. In genere, ciò avviene utilizzando disinfettanti chimici.

Sterilizzazione: eliminazione di tutti i microrganismi, compresi batteri, virus, funghi e spore. Ciò può essere ottenuto con mezzi chimici, termici o con radiazioni.

Elementi chiave dei protocolli di disinfezione e sterilizzazione:

Formazione continua: si assicuri che tutto il personale sia regolarmente formato e aggiornato sulle migliori pratiche.

Attrezzature adeguate: utilizzare le attrezzature raccomandate, come le autoclavi per la sterilizzazione o le soluzioni disinfettanti appropriate.

Controlli regolari: verificare regolarmente l'efficacia dei metodi di sterilizzazione.

Utilizzo di attrezzature monouso: ove possibile e pratico, utilizzi attrezzature monouso per ridurre al minimo i rischi.

Manutenzione ambientale :

Pulizia regolare: comprende la pulizia, l'asciugatura e la disinfezione delle superfici, soprattutto quelle che vengono toccate di frequente.

Gestione dei rifiuti: smaltire adeguatamente i rifiuti medici, compresi quelli taglienti, i tessuti infetti e altri rifiuti pericolosi.

Ventilazione: garantire una ventilazione adeguata per evitare la proliferazione di microrganismi nell'aria.

Consapevolezza e responsabilità :

Consapevolezza del team: tutti devono comprendere l'importanza della pulizia ed essere responsabili di mantenere la stanza in condizioni ottimali.

Protocolli in atto: stabilire procedure chiare per la pulizia, la disinfezione e la sterilizzazione e assicurarsi che vengano seguite.

Revisione e miglioramento :

Feedback: ascoltare il personale e i pazienti in merito a potenziali problemi o preoccupazioni relative alla pulizia.

Aggiornamento dei protocolli: poiché il mondo medico è in costante evoluzione, è essenziale rivedere e aggiornare i protocolli in linea con le ultime scoperte e raccomandazioni.

L'importanza di una camera bianca nel contesto medico non può essere sottovalutata. Non solo garantisce la sicurezza del paziente, ma è anche fondamentale per l'accuratezza della diagnosi e del trattamento. Implementando protocolli di disinfezione e sterilizzazione rigorosi e coltivando una cultura della pulizia, le strutture mediche possono offrire la massima qualità di assistenza, proteggendo sia i pazienti che il personale.

• Gestione dei rifiuti medici

La corretta gestione dei rifiuti medici è essenziale per proteggere l'ambiente, prevenire la trasmissione di malattie e garantire la sicurezza degli operatori sanitari, dei pazienti e del pubblico in generale. I rifiuti medici possono essere una fonte importante di contaminazione se non vengono trattati correttamente.

Categorizzazione dei rifiuti medici :

Rifiuti infettivi: si tratta di rifiuti che contengono agenti patogeni e possono causare infezioni. Esempi: siringhe usate, medicazioni sporche, campioni di tessuto.

Rifiuti affilati: Oggetti che possono perforare o graffiare. Esempi: aghi, bisturi, vetrini per microscopio.

Rifiuti farmaceutici: farmaci inutilizzati, scaduti o contaminati.

Rifiuti chimici: soluzioni utilizzate nei laboratori o per la disinfezione.

Rifiuti radioattivi: derivanti da trattamenti medici o diagnostici che utilizzano isotopi radioattivi.

Rifiuti generici: altri rifiuti che non presentano rischi particolari, simili ai rifiuti domestici.

Smaltimento e trattamento appropriati:

Incenerimento: la combustione ad alta temperatura è un metodo comune per smaltire i rifiuti medici, in particolare quelli infettivi. Gli inceneritori devono rispettare standard rigorosi per ridurre al minimo l'inquinamento atmosferico.

Autoclave: utilizza vapore pressurizzato per sterilizzare i rifiuti.

Processi chimici: utilizzo di sostanze chimiche per disinfettare i rifiuti prima dello smaltimento.

Contenimento: stoccaggio sicuro dei rifiuti, in particolare quelli radioattivi, fino a quando non rappresentano più un rischio.

Prevenzione e minimizzazione :

Formazione del personale: il personale deve essere formato sulla corretta separazione dei rifiuti alla fonte e sul loro smaltimento sicuro.

Ridurre i rifiuti alla fonte: limitare la quantità di rifiuti generati utilizzando prodotti riutilizzabili, laddove possibile e sicuro.

Riciclaggio: alcuni materiali, come il vetro e alcune plastiche, possono essere riciclati dopo un'adeguata disinfezione.

Gestione in loco :

Stoccaggio: i rifiuti devono essere conservati in contenitori a tenuta stagna, chiaramente etichettati.

Trasporto: i rifiuti devono essere trasportati in modo sicuro all'interno e all'esterno della struttura per evitare fuoriuscite o contaminazioni.

Considerazioni normative e legali :

Conformità alle normative locali: è fondamentale rispettare tutte le leggi e le normative locali relative allo smaltimento dei rifiuti medici.

Documentazione: tenere registri dettagliati sulla produzione, lo stoccaggio e lo smaltimento dei rifiuti.

Consapevolezza e responsabilità :

Responsabilità istituzionale: gli ospedali, le cliniche e le altre strutture mediche devono assumere un ruolo guida nella gestione dei rifiuti medici.

Impegno del personale: ogni membro del personale, dai medici ai tecnici delle pulizie, svolge un ruolo nella corretta gestione dei rifiuti.

La gestione dei rifiuti medici è un processo complesso che richiede un'attenta pianificazione, una formazione regolare e una diligenza costante. Una gestione corretta è essenziale per la sicurezza, l'efficienza e la responsabilità ambientale.

Prevenzione degli incidenti

• Sicurezza dell'attrezzatura

La sicurezza delle apparecchiature di esplorazione funzionale è una priorità. Assicurare un funzionamento ottimale e sicuro non solo preserva l'integrità dei dati raccolti, ma garantisce anche la sicurezza dei pazienti e del personale. Errori o guasti alle apparecchiature possono avere conseguenze gravi, che vanno da risultati imprecisi a rischi fisici per i pazienti o il personale.

Progettazione e scelta delle attrezzature:

Certificazioni e standard: si assicuri che tutte le apparecchiature siano conformi agli standard e alle normative di sicurezza locali e internazionali.

Ergonomia: un design ergonomico riduce al minimo il rischio di lesioni dovute ad un uso prolungato o scorretto.

Manutenzione regolare :

Ispezioni quotidiane: un semplice controllo visivo può rilevare problemi evidenti come fili sfilacciati o collegamenti allentati.

Manutenzione preventiva: controlli regolari da parte di professionisti possono prevenire molti problemi.

Registri di manutenzione: tenga un registro delle ispezioni, della manutenzione e delle riparazioni effettuate su ciascuna apparecchiatura.

Formazione del personale :

Formazione iniziale: tutto il personale che utilizza l'apparecchiatura deve essere adeguatamente addestrato al suo uso sicuro.

Aggiornamenti e riqualificazione: i protocolli si evolvono e il personale deve essere aggiornato con i metodi e le istruzioni di sicurezza più recenti.

Procedure di emergenza :

Piano di evacuazione: in caso di guasto grave o di pericolo imminente, il personale deve sapere come spegnere rapidamente le apparecchiature ed evacuare l'area, se necessario.

Kit di emergenza: tenga a portata di mano dei kit di emergenza contenenti strumenti di base, istruzioni e materiali di primo soccorso.

Protezione dalle radiazioni :

Per le apparecchiature che emettono radiazioni, come alcuni scanner, è fondamentale disporre di protocolli per ridurre al minimo l'esposizione del paziente e del personale.

Le zone devono essere chiaramente contrassegnate e gli indumenti protettivi appropriati (come i grembiuli di piombo) devono essere disponibili e utilizzati correttamente.

Aggiornamento dell'attrezzatura :

Osservatorio tecnologico: si tenga al corrente delle ultime innovazioni tecnologiche e degli aggiornamenti per garantire che le sue apparecchiature siano all'avanguardia della tecnologia.

Rinnovo regolare: sostituire le vecchie apparecchiature con versioni più moderne e più sicure non appena diventa necessario.

Sicurezza informatica :

Le apparecchiature moderne sono spesso collegate a sistemi IT. Si assicuri che questi sistemi siano sicuri contro gli attacchi informatici, i virus e altre minacce, garantendo al contempo la riservatezza dei dati dei pazienti.

La sicurezza delle apparecchiature è multidimensionale e richiede un'attenzione continua, una formazione approfondita e una vigilanza costante. La prevenzione è al centro di questa sicurezza, garantendo che ogni paziente riceva un'assistenza di altissima qualità, riducendo al minimo i rischi.

• Formazione e sensibilizzazione del personale

In medicina, e in particolare in un settore specializzato come l'esplorazione funzionale, la formazione e la consapevolezza del personale sono essenziali. Non solo garantiscono un'assistenza ottimale al paziente, ma assicurano anche la sicurezza di tutti gli interessati. Il mondo medico è in continua evoluzione, con rapidi progressi tecnologici e l'emergere di nuove metodologie, quindi la formazione continua è essenziale.

Formazione iniziale :

Programmi universitari e professionali: L'importanza di una formazione solida fin dall'inizio, che copra sia la teoria che la pratica.

Stage e tutoraggio: il valore dell'apprendimento sul lavoro, sotto la supervisione di professionisti esperti.

Formazione continua :

Workshop e seminari: queste sessioni, spesso interattive, consentono ai partecipanti di familiarizzare con nuove tecnologie e metodologie.

Congressi e conferenze mediche: forniscono una piattaforma per gli scambi interprofessionali e l'aggiornamento delle conoscenze.

Consapevolezza dei rischi:

Protocolli di sicurezza: formazione regolare sui protocolli di sicurezza per evitare errori medici.

Gestione delle emergenze: come affrontare complicazioni o situazioni impreviste.

Formazione specifica per l'apparecchiatura :

Manuali d'uso: comprensione approfondita del funzionamento di macchine e attrezzature specifiche.

Sessioni pratiche: pratica supervisionata delle tecniche apprese.

Etica medica e consapevolezza :

Consenso informato: garantire che il paziente comprenda la procedura e i suoi rischi e benefici.

Riservatezza: sottolineare l'importanza della discrezione e della protezione dei dati del paziente.

Formazione interdisciplinare :

Lavoro di squadra: comprendere il ruolo di ciascun membro dell'équipe medica e come lavorare insieme in modo efficace.

Comunicazione interprofessionale: sviluppare le capacità di comunicazione per garantire una collaborazione fluida tra i diversi reparti.

Sviluppare le soft skills:

Empatia e compassione: l'importanza di ascoltare i pazienti e le loro famiglie.

Gestione dello stress: tecniche per gestire lo stress ed evitare il burn-out in un ambiente spesso esigente.

Valutazione e feedback :

Esame e certificazione: Si assicuri che le competenze siano valutate regolarmente per garantire la qualità dell'assistenza.

Feedback: incoraggiare un ambiente in cui il personale possa condividere e imparare dalle reciproche esperienze.

Impostazione di un programma di mentoring :

Coaching dei nuovi dipendenti: i professionisti esperti possono guidare i nuovi dipendenti, aiutandoli ad ambientarsi e a sviluppare le loro competenze.

Sensibilizzazione alla diversità culturale :

Rispetto e comprensione: formare il personale al rispetto e alla comprensione nei confronti della diversità dei pazienti e dei colleghi.

La formazione e la consapevolezza non sono processi una tantum, ma piuttosto impegni a lungo termine che richiedono un'attenzione costante. Investendo in queste aree, le strutture mediche possono garantire un alto livello di competenza, etica e assistenza ai loro pazienti.

Capitolo 8

SFIDE
E
OPPORTUNITÀ
TELEMEDICINA

Integrazione della tecnologia in pratica

• Utilizzo di applicazioni e software specialistici

L'avvento della tecnologia ha trasformato profondamente la medicina, portando nuove dimensioni alla pratica clinica. Nel contesto delle esplorazioni funzionali, la capacità di integrare questi strumenti digitali in modo efficace è diventata centrale. Questo va oltre il semplice acquisto di apparecchiature sofisticate; comporta una fusione armoniosa di abilità clinica e competenza tecnologica.

Vantaggi dell'integrazione tecnologica :

Maggiore precisione: il software spesso consente misurazioni più accurate e affidabili rispetto ai metodi manuali.

Gestione centralizzata dei dati: l'archiviazione, l'accesso e l'analisi dei dati del paziente diventano più facili con i sistemi integrati.

Software di esplorazione funzionale :

Imaging medico: software che elabora e analizza le immagini ottenute durante gli esami radiologici o altre tecniche di imaging.

Modellazione e simulazione: si usa per prevedere come potrebbe svilupparsi una malattia o come un paziente potrebbe rispondere a un trattamento.

Applicazioni sanitarie mobili :

Monitoraggio del paziente : Applicazioni che consentono ai pazienti di monitorare i loro sintomi o trattamenti.

Educazione e sensibilizzazione: applicazioni progettate per educare i pazienti sulle loro condizioni o sulle procedure a cui stanno per sottoporsi.

108

Teleconsulto e telemedicina :

Consultazioni a distanza: consente ai pazienti di interagire con i loro professionisti sanitari senza doversi spostare fisicamente.

Monitoraggio remoto: utilizzo di dispositivi collegati per monitorare a distanza i parametri vitali o altre misurazioni.

Sicurezza e riservatezza dei dati:

Protezione dei dati: Garantire che tutti i dati siano archiviati in modo sicuro e in conformità alle normative.

Crittografia e firewall: utilizzo di tecnologie per impedire l'accesso non autorizzato ai dati sensibili.

Formazione e adattamento del personale :

Formazione continua: garantire che tutto il personale sia formato e aggiornato sulle ultime tecnologie.

Supporto tecnico: disporre di un team o di un gruppo di supporto per aiutare a risolvere qualsiasi domanda o problema tecnologico.

Valutazione e aggiornamenti :

Valutazioni regolari: analizzare l'efficacia delle tecnologie utilizzate e la loro pertinenza alle esigenze attuali.

Sorvegliare la tecnologia: tenersi al corrente degli ultimi progressi tecnologici e valutare il loro potenziale di integrazione.

Collaborazione interdisciplinare :

Lavoro di squadra con esperti di tecnologia: lavorare a stretto contatto con specialisti IT, ingegneri e altri esperti per garantire un'integrazione ottimale.

Feedback e suggerimenti:

Feedback del paziente : I pazienti sono spesso gli utenti finali di molte tecnologie; il loro feedback può essere prezioso per migliorare l'uso e l'integrazione.

Benefici e costi   finanziari :

ROI (Ritorno sull'investimento) : Valutare il ritorno sull'investimento derivante dall'adozione di nuove tecnologie.

Bilanci e finanziamenti: Cercare finanziamenti o sovvenzioni per l'acquisizione e la formazione di nuove tecnologie.

L'integrazione della tecnologia nell'esplorazione funzionale non è solo una tendenza, ma una necessità nel mondo medico moderno. Tuttavia, per massimizzare i suoi benefici, è essenziale un approccio riflessivo, incentrato sul paziente e basato sulla formazione continua.

• Comunicazione a distanza con altri specialisti

Nell'era della digitalizzazione e della connettività globale, la comunicazione a distanza si è rivelata uno strumento essenziale per il settore medico. Permette agli operatori sanitari, come gli infermieri nell'esplorazione funzionale, di essere in contatto istantaneo con altri specialisti, consentendo un'assistenza più rapida e completa al paziente. Questa comunicazione è particolarmente vitale nei casi complessi che richiedono una consulenza multidisciplinare.

Piattaforme di telemedicina :

Strumenti di videoconferenza: l'uso di piattaforme sicure per consultazioni o discussioni di casi in tempo reale.

Cartelle cliniche elettroniche condivise: L'accesso e l'aggiornamento della storia medica dei pazienti, consentendo un migliore coordinamento delle cure.

Riunioni multidisciplinari virtuali:

Discussione di casi complessi: Incontri in cui diversi specialisti esaminano e discutono l'approccio migliore per un paziente.

Formazione e webinar: condivisione degli ultimi progressi medici e delle migliori pratiche.

Consulti a distanza per una consulenza specialistica:

Richieste di consulenza specialistica: nelle situazioni in cui è necessaria una consulenza specialistica, è possibile rivolgersi a un esperto, indipendentemente dalla posizione geografica.

Feedback sui risultati: gli specialisti possono fornire le loro interpretazioni e raccomandazioni sui risultati di esami specifici.

Protocolli e linee guida :

Condividere protocolli standardizzati: facilita la coerenza dell'assistenza e garantisce che i pazienti ricevano la migliore pratica possibile.

Creazione di flussi di lavoro virtuali: sviluppo di processi standardizzati per la comunicazione a distanza e il coordinamento delle cure.

Sfide e barriere:

Problemi tecnici: come interruzioni della connessione o guasti del software.

Riservatezza e sicurezza dei dati: Si assicuri che le piattaforme utilizzate siano conformi agli standard di riservatezza e sicurezza.

Capacità di comunicazione a distanza:

Padronanza degli strumenti tecnologici: familiarizzare con le piattaforme di comunicazione a distanza e le loro funzionalità.

Comunicazione efficace: essere chiari, concisi e rispettosi, tenendo conto delle differenze culturali e linguistiche.

Vantaggi della comunicazione a distanza :

Accesso più ampio alle competenze: la possibilità di richiedere la consulenza di specialisti in tutto il mondo.

Risparmio di tempo ed efficienza: riduce la necessità di spostamenti fisici, risparmiando tempo prezioso.

Impatto sulla qualità dell'assistenza:

Maggiore collaborazione: la possibilità di consultare rapidamente altri specialisti può migliorare la qualità delle diagnosi e dei piani di trattamento.

Soddisfazione del paziente: I pazienti beneficiano di un'assistenza più completa e coordinata.

La comunicazione a distanza con altri specialisti è diventata una parte essenziale del panorama medico odierno. È essenziale per fornire ai pazienti un'assistenza olistica basata sulle migliori conoscenze disponibili, ovunque esse si trovino.

Vantaggi e svantaggi telemedicina

• Maggiore accesso all'assistenza sanitaria

La telemedicina, che comprende la fornitura di cure mediche a distanza attraverso la tecnologia, ha visto una rapida adozione negli ultimi anni. Uno dei suoi principali vantaggi è quello di aumentare l'accesso alle cure, in particolare nelle aree remote o poco servite. Tuttavia, come ogni innovazione, la telemedicina presenta anche degli svantaggi. Vediamo questi aspetti per avere un quadro più chiaro.

Vantaggi :
  Parità di accesso :
    I pazienti che vivono in aree remote o rurali, dove l'accesso a certi specialisti è limitato, possono beneficiare di un maggiore accesso ai servizi medici.
  Ridurre i viaggi :
    I pazienti non devono più percorrere lunghe distanze, il che è particolarmente vantaggioso per chi ha problemi di mobilità o limitazioni finanziarie.
  Assistenza rapida :
    Le consultazioni possono essere organizzate più rapidamente, riducendo i tempi di attesa per le cure mediche.
  Gestione delle emergenze :
    In situazioni critiche, la telemedicina consente un intervento rapido, in particolare attraverso la consulenza medica in tempo reale.
  Risparmio :
    I costi associati al viaggio, all'alloggio o alle visite in clinica possono essere ridotti.
  Flessibilità :
    I consulti possono essere programmati in base alla disponibilità del paziente, offrendo una maggiore flessibilità.
Svantaggi :
  Limitazioni tecnologiche :
    I pazienti e i fornitori devono avere accesso a un'attrezzatura tecnologica adeguata e a una connessione Internet affidabile, il che potrebbe non essere il caso per tutti.
  Competenze tecniche :
    Alcuni pazienti, in particolare gli anziani, possono avere difficoltà a utilizzare gli strumenti di telemedicina o sentirsi a disagio con la tecnologia.

Limitazioni cliniche :

Non tutti gli esami medici possono essere eseguiti a distanza. Alcune diagnosi o trattamenti richiedono una presenza fisica.

Relazioni paziente-medico :

Per alcuni, la telemedicina può limitare l'instaurazione di un rapporto di fiducia tra paziente e medico, a causa dell'assenza di interazione faccia a faccia.

Riservatezza e sicurezza :

La protezione dei dati medici è fondamentale. Possono sorgere preoccupazioni sulla sicurezza delle piattaforme di telemedicina o sulla possibilità di intercettazione.

Riconoscimento e regolamenti :

La telemedicina può talvolta scontrarsi con barriere normative, a seconda della regione o del Paese, che ne pregiudicano la piena adozione.

Se da un lato la telemedicina offre un maggiore accesso alle cure, il che rappresenta un grande vantaggio, dall'altro deve affrontare una serie di sfide. Un approccio equilibrato, che tenga conto dei vantaggi e affronti gli svantaggi, può massimizzare i benefici di questa tecnologia per i pazienti e gli operatori sanitari.

• Sfide in termini di riservatezza e qualità dell'assistenza.

Nel mondo medico moderno, la crescente integrazione della tecnologia porta innegabili vantaggi, ma anche nuove sfide, soprattutto in termini di riservatezza e qualità delle cure. Diamo uno sguardo a queste sfide e capiamo perché sono fondamentali per la professione medica.

Riservatezza :

Sicurezza dei dati :

Man mano che le cartelle cliniche diventano digitali, la necessità di proteggere questi dati da hacking, fughe di notizie e attacchi informatici diventa fondamentale. Ogni violazione dei dati ha il potenziale di esporre informazioni mediche sensibili.

Accesso non autorizzato :

La facilità di accesso ai file digitali può portare ad accessi non autorizzati, sia per errore interno che per attori esterni malintenzionati.

Condividere le informazioni :

La telemedicina e i sistemi di cartelle cliniche elettroniche facilitano la condivisione di informazioni tra gli operatori sanitari. Tuttavia, ciò può essere problematico se le informazioni vengono condivise senza un adeguato consenso del paziente.

Archiviazione dei dati :

I dati archiviati su server o cloud sono vulnerabili agli hacker. Garantire la sua sicurezza è quindi fondamentale.

Qualità dell'assistenza :

Dipendenza dalla tecnologia :

Affidarsi troppo alla tecnologia può talvolta portare a trascurare le competenze cliniche tradizionali, e anche i sistemi migliori possono fallire o dare risultati sbagliati.

Limiti della telemedicina :

Sebbene la telemedicina sia preziosa, non può sostituire del tutto l'esame fisico diretto e il rapporto personale paziente-medico, che sono essenziali per alcune diagnosi e trattamenti.

Formazione e competenze :

Non tutto il personale medico è ugualmente formato o a suo agio con le nuove tecnologie. Una formazione inadeguata o la scarsa familiarità con alcuni strumenti possono compromettere la qualità dell'assistenza.

Distrazioni tecnologiche :

In un ambiente medico ricco di tecnologia, le distrazioni come gli avvisi incessanti dei dispositivi possono distogliere l'attenzione dell'assistente dal paziente.

Standardizzazione e aggiornamento :

Con la rapida evoluzione della tecnologia, le strutture mediche devono assicurarsi che le loro apparecchiature e i loro software siano aggiornati e standardizzati, per evitare incongruenze ed errori.

Di fronte a queste sfide, è indispensabile che le istituzioni mediche mettano in atto misure solide, una formazione adeguata e protocolli rigorosi. Ciò garantirà che, pur raccogliendo i vantaggi della tecnologia moderna, la riservatezza del paziente rimanga protetta e la qualità dell'assistenza sia mantenuta ai massimi livelli.

Capitolo 9

ASPETTI PSICOLOGICI DEL COMMERCIO

Gestione del rapporto paziente-infermiere

• Creare un legame di fiducia

La relazione tra un paziente e un infermiere è unica, spesso si sviluppa in momenti di vulnerabilità e incertezza per il paziente. Al centro di questa relazione c'è la fiducia, un elemento essenziale per un'assistenza efficace ed empatica. Vediamo come si costruisce questa fiducia e perché è così fondamentale.

La base della relazione paziente-infermiere:
La prima interazione tra un paziente e un infermiere getta le basi della relazione futura. Il modo in cui l'infermiere accoglie, ascolta e rassicura il paziente, anche nei primi minuti, può determinare il livello di fiducia che si instaurerà.

Elementi chiave per costruire la fiducia:
Comunicazione efficace :
È fondamentale ascoltare attivamente le preoccupazioni dei pazienti, rispondere alle loro domande in modo chiaro e stabilire un dialogo aperto. La trasparenza è essenziale.
Empatia e compassione:
Riconoscere e convalidare i sentimenti del paziente, che siano paura, confusione o frustrazione, è fondamentale. L'empatia permette al paziente di sentirsi compreso e sostenuto.
Competenze professionali :
Dimostrare abilità, conoscenza e professionalità rassicura i pazienti che sono in buone mani.
Coerenza e affidabilità :
Mantenere le promesse, che si tratti di tornare con le informazioni, somministrare i farmaci in

tempo o essere presenti quando si dice che lo si farà, crea fiducia.

Rispetto della riservatezza :

Rispettare la privacy dei pazienti e trattare le loro informazioni mediche con la massima riservatezza non è solo un obbligo professionale, ma anche una garanzia di fiducia.

Partecipazione attiva del paziente:

Coinvolgere i pazienti nelle decisioni sulla loro assistenza, fornendo loro tutte le informazioni necessarie e rispettando le loro scelte, rafforza il loro senso di autonomia e di rispetto.

Onestà :

In caso di incertezza o di errore, essere onesti con il paziente è essenziale. Dimostra integrità professionale e può, paradossalmente, creare fiducia.

L'importanza della fiducia reciproca :

Una relazione basata sulla fiducia migliora la collaborazione del paziente, promuove l'aderenza ai piani terapeutici e aumenta la soddisfazione del paziente. Inoltre, fornisce agli infermieri una base solida su cui lavorare, riducendo lo stress e aumentando la soddisfazione sul lavoro.

La fiducia non è un lusso, ma una necessità nell'assistenza sanitaria. È al centro del rapporto paziente-infermiere e influenza ogni interazione, ogni decisione e ogni risultato. Coltivando questa fiducia, gli infermieri svolgono un ruolo decisivo nel migliorare la qualità dell'assistenza e la vita dei pazienti che servono.

• Sensibilità alle esigenze emotive del paziente

Quando pensiamo alla medicina e all'assistenza infermieristica, spesso pensiamo innanzitutto alla dimensione fisica: diagnosi, trattamenti, farmaci, interventi chirurgici. Tuttavia, una parte essenziale dell'assistenza consiste nel prendere in considerazione le esigenze emotive del paziente. Questa dimensione, sebbene meno tangibile, è altrettanto vitale per la guarigione e il benessere.

Comprendere la dimensione emotiva dell'assistenza:

Ogni paziente è un essere umano con le proprie esperienze, paure, speranze e preoccupazioni. Dietro ogni diagnosi si nascondono emozioni: l'ansia per il risultato di un test, la tristezza per una malattia cronica, la speranza di una cura o l'angoscia per una cattiva notizia.

Perché la sensibilità emotiva è fondamentale :

Migliorare la comunicazione :

Quando i pazienti si sentono sostenuti emotivamente, sono più propensi a condividere dettagli essenziali per la loro cura, a fare domande e ad aderire alle raccomandazioni mediche.

Supporto per il recupero :

Numerosi studi hanno dimostrato che il benessere emotivo può avere un'influenza positiva sul recupero fisico. Uno stato d'animo positivo può rafforzare il sistema immunitario e accelerare il recupero.

Riduzione dell'ansia e dello stress:

Riconoscere e rispondere alle esigenze emotive del paziente può alleviare i sentimenti di paura o incertezza che possono accompagnare una degenza o una diagnosi.

Come possono gli infermieri essere sensibili ai bisogni emotivi? :

Ascolto attivo :
> Dare al paziente tutta la sua attenzione, senza giudicare, essendo ricettivo alle sue preoccupazioni.

Empatia :
> Mettere da parte le proprie emozioni e i propri pregiudizi per entrare veramente in contatto con il paziente, riconoscendo e convalidando i suoi sentimenti.

Faccia domande aperte:
> Incoraggiare i pazienti a condividere i loro sentimenti e le loro preoccupazioni, dando loro lo spazio per esprimersi.

Offrire un supporto emotivo:
> A volte un semplice gesto, come una mano sulla spalla, può fare la differenza. Offrire la sua presenza, anche in silenzio, può essere rilassante.

Rinvio alle risorse appropriate:
> Se un paziente ha particolari esigenze emotive, può essere utile indirizzarlo a specialisti come psicologi o assistenti sociali.

Tenendo conto della cultura e dei valori:
> Ogni paziente ha un proprio insieme di credenze e valori che possono influenzare il modo in cui percepisce la malattia e il trattamento. Riconoscerli e rispettarli è essenziale.

Una responsabilità condivisa:

Sebbene gli infermieri svolgano un ruolo chiave nel riconoscere e sostenere i bisogni emotivi, si tratta di una responsabilità condivisa con l'intero team medico. L'assistenza centrata sul paziente è una filosofia, un modo di approcciare la medicina che riconosce il valore intrinseco di ogni individuo, non solo come paziente, ma come persona intera.

Supporto psicologico

• Affrontare il disagio del paziente

La dimensione medica è certamente al centro dell'assistenza, ma anche la componente umana ed emotiva svolge un ruolo centrale nella cura complessiva del paziente. Il supporto psicologico è quindi un pilastro fondamentale della relazione infermiere-paziente, perché tocca la quintessenza stessa di ciò che ci rende umani: le nostre emozioni, le nostre paure, le nostre speranze.

Il disagio del paziente: riconoscere i segni

Il primo passo nel supporto psicologico è il riconoscimento. È essenziale essere in grado di identificare i segnali di disagio in un paziente. Questi segnali possono essere evidenti, come il pianto, o più sottili, come il ritiro sociale o i cambiamenti nei modelli di sonno. Un paziente in difficoltà può anche mostrare una maggiore irritabilità, confusione mentale o segni fisici come palpitazioni o mal di testa.

Ascoltare: un'abilità cruciale

L'ascolto è molto più di un'azione passiva. È un'abilità attiva che richiede concentrazione, empatia e apertura. Per gli infermieri, ascoltare significa ascoltare attentamente ciò che i pazienti dicono, ma anche ciò che non dicono, prestando attenzione a ciò che non viene detto, ai silenzi e alle espressioni del viso.

Strumenti per un'assistenza efficace

Validazione delle emozioni :

È essenziale riconoscere e convalidare i sentimenti del paziente, che siano paura, tristezza o persino rabbia. Un semplice "capisco che si senta così" può avere un impatto significativo.

Tecniche di rilassamento :
    Incoraggiare il paziente a praticare tecniche di rilassamento, come la respirazione profonda o la meditazione, può aiutare a gestire l'ansia.
Rinvio a specialisti:
    Nei casi in cui è necessario il supporto di un professionista della salute mentale, l'infermiere può indirizzare il paziente a uno psicologo, psichiatra o consulente.
Gruppi di sostegno :
    Alcuni pazienti possono beneficiare della solidarietà di un gruppo di sostegno, dove possono condividere le loro esperienze e sentirsi meno isolati.

L'importanza della formazione sul supporto psicologico
Sebbene tutti gli infermieri abbiano una sensibilità naturale e una vocazione ad aiutare, le competenze di supporto psicologico si acquisiscono anche attraverso la formazione. Una formazione specifica può migliorare la capacità degli infermieri di rispondere in modo appropriato alle esigenze emotive dei pazienti.

Supporto per una migliore assistenza
La dimensione psicologica dell'assistenza è inseparabile da quella fisica. Fornendo un supporto psicologico al paziente, gli infermieri non solo dimostrano la loro umanità, ma ottimizzano anche le possibilità di recupero del paziente. Perché una mente sana è fondamentale per la guarigione quanto un corpo sano.

• Tecniche di comunicazione compassionevole
La comunicazione compassionevole è un metodo di scambio basato sull'empatia, la considerazione e la comprensione profonda delle esigenze dell'altra persona. In campo medico, dove il rapporto infermiere-paziente è

centrale, questa forma di comunicazione è essenziale per fornire un'assistenza olistica, incoraggiare una maggiore aderenza al trattamento e ridurre l'ansia del paziente. Diamo un'occhiata più da vicino ad alcune delle principali tecniche coinvolte in questa forma di comunicazione assistenziale.

Ascolto attivo

L'ascolto attivo implica essere pienamente presenti e attenti alle parole del paziente, ma anche al suo linguaggio non verbale, ai suoi silenzi e alle sue esitazioni. Ciò comporta:

- **Si concentri completamente sul paziente**: eviti le distrazioni e si astenga dal pensare a una risposta mentre il paziente sta parlando.
- **Rispondere con segnali non verbali**: ad esempio, annuire con la testa, mantenere il contatto visivo e adottare una postura aperta.
- **Riformulare o parafrasare**: questo dimostra che lei ha compreso il messaggio del paziente.

Convalida emotiva

Riconoscere e convalidare le emozioni del paziente è fondamentale. Può essere semplice dire: "Capisco quanto deve essere difficile per lei" o "I suoi sentimenti sono assolutamente legittimi".

Domande aperte

Porre domande aperte, a cui non si può rispondere con un semplice "sì" o "no", incoraggia il paziente a condividere di più. Ad esempio, "Come si sente?" piuttosto che "La preoccupa?".

Evitare di esprimere giudizi

Il giudizio, anche se involontario, può creare un abisso tra l'infermiere e il paziente. È fondamentale adottare un atteggiamento neutrale e concentrarsi sulla comprensione piuttosto che sulla valutazione.

Chiarimenti

Se un punto non è chiaro, è utile chiedere al paziente un chiarimento per evitare malintesi. Ad esempio: "Potrebbe spiegarmi meglio cosa intende dire?

Tecniche calmanti

Se le emozioni sono alte, prendersi qualche momento per respirare profondamente con il paziente o praticare altre tecniche di rilassamento può aiutare a ristabilire la comunicazione.

Fornire informazioni in modo empatico

Quando spiega una diagnosi o un trattamento, il tono e il modo in cui vengono trasmesse le informazioni sono importanti quanto il contenuto stesso. Si assicuri di verificare regolarmente la comprensione del paziente e lo incoraggi a fare domande.

Chiusura compassionevole

Concludere una conversazione ricordando i punti chiave ed esprimendo gratitudine o incoraggiamento può rafforzare il legame di fiducia e dare al paziente un senso di sicurezza.

La comunicazione compassionevole è un'arte che si perfeziona con la pratica. Con impegno, pazienza e la giusta formazione, può diventare una seconda natura per l'infermiere e fare una differenza significativa nella vita dei pazienti.

Capitolo 10

INNOVAZIONE NELL'ESPLORAZIONE FUNZIONALE

Panoramica delle nuove tecnologie

• Apparecchiature di ultima generazione

Nel settore medico, e più specificamente nel reparto di esplorazione funzionale, i progressi tecnologici continuano a trasformare il modo in cui infermieri e medici diagnosticano, trattano e interagiscono con i pazienti. L'adozione di nuove tecnologie ottimizza l'efficienza, migliora l'accuratezza dei risultati e aumenta la sicurezza del paziente. Ecco una panoramica delle apparecchiature di ultima generazione che si stanno diffondendo nei laboratori di esplorazione funzionale.

Imaging medico avanzato
La tecnologia di imaging ha fatto passi da gigante negli ultimi anni. Le moderne apparecchiature forniscono immagini ad alta risoluzione con livelli di dettaglio eccezionali, riducendo al minimo l'esposizione alle radiazioni per il paziente.

Risonanza magnetica ad altissimo campo: queste macchine offrono una migliore risoluzione rispetto alla risonanza magnetica standard, il che è particolarmente utile per visualizzare strutture minuscole o patologie delicate.

Tomografia ibrida a emissione di positroni (PET): combinando la PET con la TAC (tomografia computerizzata), questa tecnologia offre una visualizzazione simultanea delle funzioni metaboliche e anatomiche del corpo.

Monitor intelligenti
I monitor moderni non si limitano a visualizzare i dati vitali, ma possono analizzare, prevedere e avvisare gli assistenti di cambiamenti improvvisi o anomalie nei segni vitali del paziente. Possono anche sincronizzarsi con altri dispositivi o sistemi ospedalieri per un coordinamento ottimale delle cure.

Sistemi di telemedicina

Con lo sviluppo della telemedicina, oggi è possibile utilizzare un'ampia gamma di apparecchiature per effettuare esplorazioni funzionali a distanza. Ad esempio, gli elettrocardiogrammi mobili o gli spirometri portatili possono trasmettere i dati in tempo reale a un medico o a un laboratorio centralizzato.

La robotica in medicina

Sebbene la robotica sia più spesso associata alla chirurgia, alcuni robot assistono anche nelle esplorazioni funzionali, in particolare per stabilizzare le apparecchiature o per guidare con precisione gli strumenti in aree di difficile accesso.

Realtà aumentata e virtuale

Queste tecnologie possono essere utilizzate per visualizzare le strutture interne sovrapposte all'anatomia reale del paziente, oppure per simulare scenari per la formazione degli operatori sanitari.

Intelligenza artificiale (AI)

L'AI sta giocando un ruolo crescente nell'analisi e nell'interpretazione dei risultati. Ad esempio, gli algoritmi di apprendimento automatico possono aiutare a rilevare sottili anomalie nelle immagini o nei tracciati medici, a volte con una maggiore precisione rispetto all'occhio umano.

La tecnologia moderna offre strumenti incredibili agli infermieri che lavorano nell'esplorazione funzionale. Spiana la strada a diagnosi più accurate, a trattamenti più mirati e a una migliore esperienza del paziente. Tuttavia, nonostante questi progressi, l'abilità, l'empatia e il giudizio clinico degli infermieri rimangono al centro di un'assistenza medica di qualità.

• I progressi nella diagnostica

Il mondo medico è sempre stato in costante evoluzione, con l'ambizione di offrire un'assistenza migliore, più precisa e più adatta a ciascun individuo. Questo progresso è forse più evidente nel campo della diagnostica. Avere la capacità di diagnosticare in modo accurato e rapido può letteralmente fare la differenza tra la vita e la morte per alcuni pazienti. In questa sezione, esploriamo alcuni dei principali progressi nella diagnostica che hanno rivoluzionato il modo in cui gli operatori sanitari affrontano e trattano le malattie.

Genomica e medicina personalizzata
L'avvento del sequenziamento genomico, rapido ed economico, ha inaugurato l'era della medicina personalizzata. I medici possono ora esaminare il genoma di un paziente per identificare mutazioni genetiche specifiche che possono predisporre a determinate malattie, o determinare come un individuo potrebbe rispondere a un farmaco specifico.

Biomarcatori e test molecolari
L'identificazione di biomarcatori specifici, come proteine o frammenti di DNA, nel sangue o in altri fluidi corporei ha reso possibile la diagnosi precoce di malattie che prima erano difficili da individuare. Questi test possono anche aiutare a prevedere la progressione di una malattia o la risposta di un paziente a un trattamento specifico.

Tecnologia di imaging avanzata
Strumenti come la PET, la risonanza magnetica funzionale e la TAC a spirale hanno permesso la visualizzazione dettagliata di strutture corporee precedentemente inaccessibili. Queste tecnologie hanno rivoluzionato la diagnosi, consentendo ai medici di 'vedere' le malattie in tempo reale, con una risoluzione senza precedenti.

Intelligenza artificiale (AI) e apprendimento automatico
L'AI ha iniziato a svolgere un ruolo nell'analisi delle immagini mediche, aiutando i radiologi a identificare anomalie che potrebbero essere troppo sottili per essere

rilevate a occhio nudo. Gli algoritmi di apprendimento automatico possono anche analizzare enormi insiemi di dati per identificare tendenze o modelli che non sarebbero immediatamente evidenti agli esseri umani.

Biopsie liquide
Invece di utilizzare procedure invasive per prelevare campioni di tessuto, le biopsie liquide rilevano le cellule tumorali circolanti nel sangue del paziente. Questo ha un enorme potenziale per la diagnosi precoce del cancro e per il monitoraggio della risposta del tumore alla terapia.

Dispositivi portatili e monitoraggio remoto
Con l'avvento dei dispositivi medici indossabili, i pazienti possono essere monitorati continuamente a casa. Questi dispositivi possono monitorare fattori come la frequenza cardiaca, l'ossigenazione del sangue, la pressione sanguigna e molti altri parametri, avvisando i medici di eventuali anomalie.

Questi progressi nella diagnostica non solo hanno migliorato la capacità degli operatori sanitari di individuare e trattare le malattie, ma hanno anche rafforzato l'idea che ogni paziente è unico. Combinando una tecnologia all'avanguardia con una comprensione approfondita della biologia umana, la medicina è sulla buona strada per offrire un'assistenza veramente personalizzata e incentrata sul paziente.

Coinvolgimento dell'infermiere in sviluppo tecnologico

• Lavorare con ingegneri e ricercatori
La convergenza di medicina, biologia, ingegneria e tecnologia è un terreno fertile per le innovazioni che

131

migliorano l'assistenza ai pazienti e ridefiniscono i paradigmi di cura. Come infermiere di esplorazione funzionale, entrare in una partnership produttiva con ingegneri e ricercatori offre un'opportunità inestimabile di far progredire l'assistenza medica. Diamo un'occhiata più da vicino a questa collaborazione dinamica e a come sta plasmando il futuro dell'assistenza sanitaria.

Una sinergia multidisciplinare
Dove l'infermiere ha competenze cliniche, l'ingegnere ha una padronanza dei principi tecnici. Insieme, possono co-progettare soluzioni ottimali per la diagnosi, il monitoraggio e il trattamento dei pazienti. Questa collaborazione è resa ancora più ricca dal contributo dei ricercatori, che portano con sé le ultime conoscenze scientifiche e uno spirito di innovazione.

Il ruolo centrale dell'infermiere
L'infermiera, in quanto contatto primario con il paziente, ha una prospettiva unica sulle reali esigenze e sfide che i pazienti affrontano quotidianamente. Questa comprensione intuitiva è preziosa per guidare gli ingegneri a progettare dispositivi che rispondano veramente alle esigenze dei pazienti e per aiutare i ricercatori a focalizzare le loro indagini.

Innovazioni tecnologiche
Le collaborazioni di successo hanno portato alla nascita di dispositivi medici all'avanguardia, applicazioni di monitoraggio a domicilio, sistemi informativi migliorati per i pazienti e molte altre innovazioni. Questi strumenti hanno rivoluzionato il modo in cui vengono erogate le cure, offrendo una maggiore efficienza, una maggiore precisione e un migliore comfort per i pazienti.

Sfide e soluzioni
Naturalmente, questa collaborazione non è priva di sfide. Una comunicazione efficace tra discipline così diverse

richiede uno sforzo consapevole per garantire la comprensione reciproca. Workshop, seminari e corsi di formazione congiunti sono tutti modi per stabilire un linguaggio comune e favorire una collaborazione fruttuosa.

Orizzonti in costante cambiamento
La velocità di evoluzione della tecnologia medica è sbalorditiva. Gli infermieri, in collaborazione con gli ingegneri e i ricercatori, devono rimanere all'avanguardia di questi sviluppi. Questo atteggiamento proattivo assicura che l'assistenza fornita sia sempre la migliore disponibile.

La collaborazione tra infermieri, ingegneri e ricercatori è una fusione di competenze e conoscenze che ha il potenziale di ridefinire la pratica medica. Ogni professionista apporta una prospettiva unica al tavolo, e insieme possono co-creare soluzioni che migliorano la vita dei pazienti e spingono indietro i confini di ciò che è possibile fare in medicina.

• Partecipazione a sperimentazioni di nuovi strumenti

Nel panorama in costante evoluzione della medicina, la partecipazione attiva alle sperimentazioni di nuovi strumenti è fondamentale. Non solo permette di introdurre nuove tecnologie nell'ambiente medico, ma garantisce anche che queste innovazioni rispondano effettivamente alle esigenze dei pazienti e degli assistenti. Per gli infermieri che si occupano di esplorazione funzionale, queste sperimentazioni rappresentano un'opportunità per partecipare attivamente al progresso del loro settore e per migliorare l'assistenza fornita ai pazienti.

L'importanza delle prove sul campo
Prima di essere pienamente integrati nella routine medica, molti strumenti, dispositivi e tecnologie vengono sottoposti

a una serie di test. È in questa fase che l'infermiere svolge un ruolo centrale. Grazie al contatto diretto con i pazienti e alla conoscenza approfondita delle procedure, gli infermieri sono spesso nella posizione migliore per valutare la pertinenza, l'efficacia e l'usabilità dei nuovi strumenti.

Portare una prospettiva clinica
Anche se gli ingegneri possono progettare un dispositivo con caratteristiche tecniche impressionanti, è l'esperienza pratica a determinarne il valore. Gli infermieri, in quanto primi utilizzatori, possono fornire un feedback prezioso sulla facilità d'uso del dispositivo, sulla sua integrazione nelle procedure esistenti e, soprattutto, sul suo impatto sulla qualità dell'assistenza.

Lavorare con i produttori
Le sperimentazioni offrono un'opportunità unica agli infermieri di lavorare direttamente con i produttori. Questa collaborazione può aiutare a perfezionare gli strumenti, a regolare alcune funzioni o persino a suggerire miglioramenti basati su osservazioni cliniche.

La formazione come componente essenziale
Con l'introduzione di qualsiasi nuovo strumento, la formazione è fondamentale. Gli infermieri devono non solo imparare a usare il dispositivo, ma anche comprenderne le implicazioni cliniche, i potenziali benefici e i limiti.

Sfide e responsabilità etiche
Partecipare alle sperimentazioni comporta una grande responsabilità. Ogni nuovo strumento presenta rischi sconosciuti ed è essenziale garantire che tutti i protocolli di sicurezza siano rigorosamente seguiti. Inoltre, è essenziale il consenso informato dei pazienti che partecipano a queste sperimentazioni, che devono essere pienamente informati dei potenziali rischi e benefici.

Partecipare alle sperimentazioni di nuovi strumenti è un aspetto emozionante ed essenziale del ruolo dell'infermiere di esplorazione funzionale. Offre l'opportunità di essere all'avanguardia dell'innovazione medica e di garantire che questi progressi vadano direttamente a beneficio dei pazienti. Grazie alla loro esperienza, gli infermieri svolgono un ruolo centrale nella transizione dalla teoria alla pratica, assicurando che le innovazioni tecnologiche migliorino davvero l'assistenza fornita.

Capitolo 11

COLLABORAZIONE CON ALTRI SERVIZI MEDICI

Lavoro di squadra multidisciplinare

• Interazioni con altre specialità (cardiologia, pneumologia, ecc.)

L'eccellenza medica, in particolare nel complesso campo dell'esplorazione funzionale, si basa spesso sulla collaborazione interdisciplinare. Gli infermieri che si occupano di esplorazione funzionale, pur essendo esperti nel loro campo, devono spesso interagire con specialisti di altre aree per fornire un'assistenza completa e ottimizzata al paziente. Comprendere le dinamiche di queste interazioni e il modo in cui arricchiscono il percorso di cura è fondamentale per chi aspira a eccellere in questa specialità.

Cardiologia

Collegamenti con l'elettrocardiografia e i test da sforzo: questi test, spesso eseguiti come parte dell'esplorazione funzionale, richiedono una stretta collaborazione con i cardiologi. Questi ultimi forniscono informazioni essenziali su come interpretare i risultati, nonché linee guida sui potenziali interventi.

Ecocardiografia: anche se di solito viene eseguita da un cardiologo, l'infermiere può essere chiamato per preparare il paziente, assicurando una transizione fluida e una collaborazione ottimale durante l'esame.

Pneumologia

Indagine funzionale respiratoria (FRI): questo test viene spesso eseguito da infermieri specializzati in collaborazione con i pneumologi. La comprensione delle patologie polmonari, dei sintomi associati e dei possibili interventi è essenziale per una comunicazione efficace tra le due professioni.

Gastroenterologia

Manometria esofagea e misurazione del pH: questi esami, che si concentrano sull'apparato digerente, prevedono una stretta interazione con i gastroenterologi. Questa collaborazione assicura che l'esame venga eseguito nelle migliori condizioni possibili, garantendo al contempo che i risultati vengano interpretati nel giusto contesto clinico.

Endocrinologia, Nefrologia e altri.

La natura interconnessa dei sistemi del corpo umano significa che gli infermieri di esplorazione funzionale possono anche dover collaborare con specialisti di altri settori, a seconda dei sintomi e delle patologie del paziente.

Riunioni multidisciplinari

Gli infermieri possono partecipare alle riunioni di consultazione multidisciplinare (RCP), in cui diversi specialisti discutono casi complessi, si scambiano informazioni ed elaborano piani di cura coerenti per i pazienti. Questi incontri incarnano l'essenza stessa della collaborazione interdisciplinare in medicina.

L'interazione tra l'infermiere di esplorazione funzionale e le altre specialità mediche non è solo auspicabile, ma è fondamentale. Garantisce un'assistenza olistica al paziente, in cui ogni aspetto della sua salute viene preso in considerazione. Per l'infermiere, questo significa un'opportunità di apprendimento continuo, di scambio di conoscenze e di partecipazione attiva in un team medico dedicato all'eccellenza dell'assistenza.

• Comprendere i ruoli e le responsabilità di ciascun professionista

Il mondo medico è un ecosistema complesso di interazioni, collaborazioni e specializzazioni. Nel contesto dell'esplorazione funzionale, una varietà di professionisti sanitari è coinvolta nell'assistenza completa e personalizzata al paziente. La comprensione dei rispettivi ruoli e responsabilità è essenziale per una collaborazione armoniosa ed efficace.

L'infermiere dell'esplorazione funzionale

Coordinamento: L'infermiere è spesso il collegamento tra il paziente, il medico e il team tecnico. Coordina la preparazione, l'esecuzione e il follow-up degli esami.

Educazione del paziente: informa e rassicura i pazienti, li prepara all'esame e si assicura che comprendano le implicazioni e le possibili conseguenze.

Gestione tecnica: l'infermiere ha una conoscenza approfondita dell'apparecchiatura di scansione, si assicura che funzioni correttamente e può dover intervenire in caso di complicazioni o malfunzionamenti.

Lo Specialista

Prescrizione: il medico prescrive l'esame sulla base dei sintomi, dell'anamnesi e delle esigenze del paziente.

Interpretare i risultati: Dopo l'esame, il medico analizza i risultati per stabilire una diagnosi o regolare un trattamento in corso.

Consultazione: Il medico informa il paziente dei risultati, delle implicazioni e dei passi successivi in termini di trattamento o follow-up.

Il Tecnico di Esplorazione Funzionale

Funzionamento delle apparecchiature: il tecnico è specializzato nel funzionamento delle macchine e delle apparecchiature utilizzate durante l'esame. Si assicura che le apparecchiature funzionino correttamente e interviene in caso di problemi tecnici.

Raccolta dei dati: Durante l'esame, il tecnico si assicura che i dati necessari per l'analisi del medico siano raccolti correttamente.

Altri operatori sanitari

Radiologi, fisioterapisti, eccetera: a seconda della natura dell'esame e delle esigenze del paziente, possono essere coinvolti altri professionisti. Questi contribuiscono con le loro competenze specifiche a garantire un'assistenza completa al paziente.

Psicologi: di fronte a diagnosi difficili o a preoccupazioni per gli esami, alcuni pazienti possono avere bisogno di un supporto psicologico. Gli psicologi possono aiutare i pazienti a gestire lo stress, l'ansia o le notizie mediche difficili.

Il percorso di cura del paziente nell'ambito dell'esplorazione funzionale è il risultato di una stretta collaborazione tra diversi professionisti sanitari, ognuno dei quali contribuisce con le proprie competenze e abilità al benessere del paziente. La comprensione di questi ruoli e responsabilità è essenziale per chiunque desideri essere pienamente coinvolto in questo campo.

Condividere le informazioni e conoscenza

• Trasmissione efficiente dei risultati dei test

La trasmissione dei risultati degli esami è una fase cruciale della cura del paziente. Non si tratta solo di consegnare un documento, ma comprende una serie di comunicazioni, interazioni e azioni che hanno un profondo impatto sulla diagnosi, sul trattamento e sul benessere generale del paziente. Una trasmissione efficace è quindi essenziale per garantire la qualità delle cure.

L'importanza di una trasmissione efficace

Per il paziente: i risultati di una TAC possono avere un impatto significativo sulla vita del paziente. Possono confermare una diagnosi, guidare il trattamento o rassicurare una persona preoccupata. Una comunicazione chiara e rapida consente ai pazienti di comprendere la loro situazione e di agire di conseguenza.

Per gli operatori sanitari: i medici e gli altri operatori sanitari dipendono da questi risultati per elaborare piani di trattamento, raccomandare ulteriori esami o prendere decisioni cliniche cruciali.

Elementi di trasmissione efficace

Velocità: in molte situazioni, il tempo è un fattore critico. I risultati devono essere trasmessi non appena disponibili per consentire un rapido processo decisionale.

Accuratezza: i risultati devono essere precisi e inequivocabili. Ciò significa che le apparecchiature devono essere calibrate correttamente, i test devono essere eseguiti in modo meticoloso e l'interpretazione rigorosa.

Chiarezza: i risultati devono essere presentati in modo chiaro, organizzato e comprensibile, anche per coloro che non sono esperti del settore.

Riservatezza: le informazioni mediche sono sensibili. Pertanto, devono essere trasmesse nel rispetto degli standard di riservatezza, sia in formato elettronico che cartaceo.

Integrità: garantire che i dati non vengano alterati o modificati durante la trasmissione è di fondamentale importanza.

Mezzi di trasmissione

Cartelle cliniche elettroniche: forniscono ai professionisti autorizzati un accesso rapido e sicuro ai risultati.

Riunioni di consultazione multidisciplinare: queste riunioni riuniscono diversi specialisti per discutere i risultati ed elaborare un piano di trattamento.

Colloqui faccia a faccia: i medici possono scegliere di spiegare i risultati direttamente al paziente, offrendo l'opportunità di chiarire i dubbi e fornire un supporto emotivo.

Le sfide della trasmissione

Tecnologia: sebbene gli strumenti digitali offrano molti vantaggi, possono anche presentare delle sfide in termini di compatibilità, accesso e sicurezza.

Distanza: nelle aree remote o con pazienti che non possono viaggiare, la trasmissione a distanza può rappresentare una sfida.

Comprensione: non tutti i pazienti hanno lo stesso livello di istruzione o di conoscenza medica. Adattare la comunicazione è fondamentale.

La trasmissione efficiente dei risultati dei test è una pietra miliare dell'assistenza medica moderna. Richiede rigore, tecnologia appropriata, capacità di comunicazione e costante attenzione all'etica e alla sicurezza. Per l'infermiere di esplorazione funzionale, la padronanza di questa fase è sinonimo di un servizio ottimale al paziente e di una collaborazione armoniosa con altri professionisti della salute.

• Riunioni di consultazione multidisciplinare

Nel vasto mondo della medicina, la complessità dei casi clinici e la necessità di un approccio olistico al paziente rendono indispensabile la collaborazione tra diversi specialisti. Gli incontri di consultazione multidisciplinare (RCP) sono nati dall'esigenza di riunire diverse aree di competenza per garantire che i pazienti ricevano la migliore assistenza possibile. Questo approccio incentrato sul paziente riflette la moderna medicina collaborativa.

143

Definizione e scopo

Gli RCP sono incontri strutturati in cui diversi professionisti del settore sanitario - medici di diverse specialità, infermieri, radiologi, biologi, eccetera - si riuniscono per discutere casi clinici complessi. - si riuniscono per discutere casi clinici complessi. L'obiettivo principale è quello di sviluppare una strategia di trattamento personalizzata e su misura per ogni paziente.

Il ruolo dell'infermiere

Anche se i medici specialisti sono al centro di queste discussioni, il ruolo dell'infermiere è fondamentale:

Contributo clinico: la stretta relazione dell'infermiere con il paziente può fornire informazioni preziose sulle condizioni generali, la storia, le preoccupazioni e i desideri del paziente.

Coordinamento dell'assistenza: dopo la RCP, l'infermiere svolge un ruolo importante nell'attuazione del piano stabilito, nel coordinamento dell'assistenza e nel collegamento tra il paziente e i vari specialisti.

Educazione e supporto: l'infermiere può aiutare a spiegare al paziente le decisioni prese durante la RCP, fornendo supporto emotivo e chiarimenti.

Procedura tipica di RCP

Presentazione del caso: solitamente effettuata dal medico di riferimento, questa fase evidenzia i dettagli medici rilevanti del paziente.

Discussione: i partecipanti si scambiano opinioni, fanno domande e propongono soluzioni in base alle loro aree di competenza.

Decisione collegiale: dopo la deliberazione, viene presa una decisione in merito alla cura del paziente. Questa decisione viene poi registrata nella cartella clinica del paziente.

Comunicazione al paziente: il piano elaborato viene poi comunicato al paziente, insieme a tutte le informazioni necessarie per prendere una decisione informata.

Problemi e sfide

- **Coordinamento**: con molti specialisti coinvolti, il coordinamento e la logistica possono essere una sfida.
- **Processo decisionale collegiale**: raggiungere un consenso può essere difficile, soprattutto in casi molto complessi.
- **Medicina in rapida evoluzione**: con i continui progressi, è fondamentale che tutti i partecipanti rimangano aggiornati nei rispettivi campi.

Gli RCP simboleggiano un approccio collaborativo alla medicina, in cui ogni professionista contribuisce a garantire la migliore assistenza possibile al paziente. Come anello essenziale di questa catena, gli infermieri svolgono un ruolo centrale, assicurando che il paziente rimanga al centro di tutte le decisioni. Questi incontri rafforzano la qualità dell'assistenza, l'etica medica e la soddisfazione del paziente.

Capitolo 12

GESTIONE DELLE EMERGENZE NELL'ESPLORAZIONE FUNZIONALE

Riconoscere le situazioni di emergenza

• Reazioni avverse durante un'esplorazione

Nel cuore della medicina, l'esplorazione funzionale può essere una fonte preziosa di informazioni per la diagnosi e la gestione di una moltitudine di patologie. Tuttavia, come qualsiasi intervento medico, non è priva di rischi. Gli infermieri, che spesso sono i primi ad assistere al disagio di un paziente, devono essere in grado di riconoscere rapidamente i segni di una situazione di emergenza e agire di conseguenza.

Comprendere le reazioni avverse

Una reazione avversa è una risposta inaspettata o indesiderata a una procedura medica. Nel contesto dell'esplorazione funzionale, questo può essere il risultato di:

Reazioni alle apparecchiature utilizzate: allergie alle sostanze iniettate, intolleranza a determinate apparecchiature, ecc.

Reazioni fisiologiche: alcuni esami possono essere stressanti o scomodi, causando reazioni come aumento della pressione sanguigna, palpitazioni o ansia.

Reazioni psicologiche: la paura, l'ansia o lo stress legati alla procedura o ai potenziali risultati possono portare a risposte fisiologiche esacerbate.

Infermieri e emergenze

Gli infermieri devono adottare un approccio proattivo e reattivo:

Anticipazione: conoscere il paziente, la sua storia e i potenziali rischi associati all'esame. Questa anticipazione permette di prevedere le possibili reazioni avverse e di reagire in modo più efficace.

Osservazione continua: durante l'esame, monitorare costantemente il paziente per individuare precocemente eventuali segni di sofferenza.

Intervento rapido: se viene rilevata una situazione di emergenza, l'infermiere deve reagire rapidamente, sia per interrompere la procedura, sia per somministrare un trattamento o per allertare un team medico.

Riconoscimento dei segni

Alcuni segnali dovrebbero allertare l'infermiere:
- Livello di coscienza alterato
- Difficoltà di respirazione o respiro corto
- Dolore al petto
- Palpitazioni o battito cardiaco irregolare
- Sbiancamento, cianosi o qualsiasi altro cambiamento del colore della pelle
- Sudorazione profusa
- Agitazione o confusione

Intervento e follow-up

Una volta identificato il problema, l'infermiere deve :

Garantire la sicurezza del paziente: questo può significare interrompere l'esame, riposizionare il paziente, somministrare ossigeno o qualsiasi altro intervento immediato.

Avvisare il medico: informare rapidamente il medico responsabile o il team medico della situazione.

Documentazione: registrare tutti i dettagli dell'incidente, gli interventi e le reazioni del paziente.

La capacità di riconoscere e rispondere alle situazioni di emergenza è un'abilità essenziale per gli infermieri nell'esplorazione funzionale. Oltre alle competenze tecniche, questi professionisti devono dimostrare una costante vigilanza, reattività e uno spiccato senso di osservazione per garantire la sicurezza e il benessere del paziente.

• Gestione delle emergenze mediche

Oltre alle competenze specifiche associate all'esplorazione funzionale, tutti gli infermieri devono essere in grado di gestire le emergenze mediche. Queste situazioni possono presentarsi in qualsiasi momento, spesso senza preavviso, e richiedono un'azione rapida, determinata e competente per evitare esiti potenzialmente tragici.

Riconoscere i segnali di emergenza

Tutto inizia con la capacità di riconoscere un potenziale problema. I cambiamenti nella respirazione, nel colore della pelle, nel comportamento o nella risposta del paziente possono essere indicatori chiave di una situazione di deterioramento. Gli infermieri devono quindi essere addestrati a rilevare :
- Segni vitali anormali
- Sintomi di distress respiratorio
- Dolore al petto
- Segni neurologici come confusione, disorientamento o convulsioni.
- Reazioni allergiche gravi
- Emorragia incontrollata

Intervento iniziale

Quando viene identificata un'emergenza, l'infermiere deve agire rapidamente. I primi minuti sono cruciali. A seconda della situazione, le azioni possono includere:
- Mettere il paziente in una posizione sicura
- Somministrazione di ossigeno
- Impostazione dei percorsi di accesso endovenoso
- L'uso di farmaci di emergenza
- Esecuzione di procedure di rianimazione

Comunicazione

L'efficacia nelle situazioni di emergenza richiede spesso un lavoro di squadra. Gli infermieri devono :
- Avvisare il personale medico appropriato
- Dare informazioni chiare e precise sulle condizioni del paziente.
- Chieda aiuto quando ne ha bisogno
- Assicurare una transizione agevole dell'assistenza quando sono coinvolti altri specialisti.

Attrezzatura di emergenza

Ogni reparto di esplorazione funzionale dovrebbe avere un carrello di emergenza ben attrezzato, controllato regolarmente e aggiornato. La familiarità con questa attrezzatura è essenziale. Potrebbe includere:
- Defibrillatore
- Farmaci di emergenza
- Attrezzatura per la rianimazione
- Kit per la gestione delle vie aeree

Dopo l'emergenza

Una volta superata la crisi, è fondamentale :
- Continuare a monitorare il paziente per garantire la stabilità
- Documentazione dettagliata dell'evento, degli interventi e delle risposte
- Riveda e analizzi l'evento per migliorare la risposta in futuro.
- Tenendo conto del supporto emotivo per il paziente, la sua famiglia e il personale coinvolto.

La gestione delle emergenze mediche è un'abilità fondamentale per tutti gli infermieri, indipendentemente dalla loro area di specializzazione. Nell'esplorazione funzionale, dove i pazienti possono avere patologie di base complesse e le procedure possono indurre stress o complicazioni, questa abilità è ancora più cruciale. La formazione continua, la preparazione regolare e l'apprendimento dalle esperienze precedenti sono fondamentali per garantire un intervento efficace nelle situazioni di emergenza.

Protocolli di risposta rapida

• Formazione specifica

Quando pensiamo alla medicina, la velocità d'azione e la precisione delle decisioni sono essenziali per prevenire complicazioni e salvare vite. Soprattutto nel contesto dell'esplorazione funzionale, dove i pazienti sono sottoposti a una serie di esami che possono rivelare o peggiorare le condizioni sottostanti, la capacità di intervenire rapidamente e in modo appropriato è fondamentale. I protocolli di intervento rapido (RIP) sono stati progettati per affrontare queste situazioni.

Che cos'è un protocollo di intervento rapido (RIP)?
Un IRP è un insieme di istruzioni chiare e precise, concepite per guidare il personale medico quando le condizioni di un paziente si deteriorano in modo acuto. L'obiettivo di questi protocolli è mobilitare rapidamente un team multidisciplinare per valutare e gestire la situazione.

Perché ho bisogno di una formazione specifica?
    Complessità delle situazioni: i segnali di allarme del deterioramento possono essere sottili. Con una formazione approfondita, questi segnali possono essere identificati precocemente.
    Varietà di scenari: un IRP non è una soluzione unica. Deve essere adattato alle diverse situazioni, che si tratti di distress respiratorio, aritmia cardiaca o reazione allergica.
    Lavoro di squadra: l'implementazione di successo di un IRP richiede un coordinamento fluido tra infermieri, medici, tecnici e altri professionisti sanitari.

Elementi chiave della formazione specifica PIR

Riconoscere i segni di deterioramento: imparare a identificare rapidamente i segni vitali anomali, i sintomi di sofferenza e altri indicatori.

Mettere in pratica le competenze: le simulazioni e gli scenari di gioco di ruolo consentono di esercitarsi nell'attuazione delle IRP in un ambiente sicuro.

Formazione sulle attrezzature: familiarizzazione con le attrezzature di emergenza, la loro ubicazione e il loro corretto utilizzo.

Comunicazione efficace: imparare le tecniche per trasmettere informazioni chiare, precise e rapide agli altri membri del team.

Revisione e aggiornamento: i protocolli, come la medicina stessa, si evolvono. Una formazione regolare assicura che il personale sia aggiornato sulle migliori pratiche attuali.

I protocolli di intervento rapido sono essenziali per garantire una risposta efficace e coordinata al deterioramento acuto del paziente. Per gli infermieri in esplorazione funzionale, la formazione specifica in PIR non solo è utile per la loro competenza professionale, ma può anche fare la differenza tra la vita e la morte dei pazienti. Investendo in questa formazione, le strutture sanitarie migliorano la sicurezza dei pazienti e la fiducia del personale nella gestione delle situazioni di emergenza.

• Lavorare con i servizi di emergenza

L'interazione tra il reparto di esplorazione funzionale e i servizi di emergenza è fondamentale nel percorso di cura del paziente. Nonostante i test di funzionalità siano generalmente non invasivi, a volte possono rilevare anomalie gravi o portare a complicazioni che richiedono un trattamento di emergenza. Comprendere le dinamiche di questa collaborazione e renderla più fluida è quindi di vitale importanza.

Le ragioni della collaborazione

Individuazione di anomalie critiche: durante i test funzionali, è possibile scoprire anomalie che richiedono un intervento urgente, sia che si tratti di una grave aritmia cardiaca, di una seria ostruzione polmonare o di altre situazioni potenzialmente pericolose per la vita.

Reazioni avverse: alcuni esami, in particolare quelli che prevedono l'uso di mezzi di contrasto o di farmaci specifici, possono causare reazioni allergiche o altri effetti collaterali che richiedono un intervento immediato.

Gestione dei pazienti a rischio: alcuni pazienti, a causa della loro storia medica, possono essere considerati a rischio durante gli esami. In questi casi, è necessario uno stretto coordinamento con il Pronto Soccorso, per garantire che eventuali complicazioni vengano gestite rapidamente.

Elementi chiave della collaborazione

Protocolli di comunicazione: è essenziale disporre di linee di comunicazione chiare e rapide tra l'esplorazione funzionale e i servizi di emergenza. Questo può includere linee telefoniche dedicate, sistemi di allarme, ecc.

Formazione congiunta: organizzare sessioni di formazione tra i due team non solo rafforza la comprensione reciproca dei ruoli, ma migliora anche il coordinamento nelle situazioni reali.

Riunioni regolari: tenere riunioni regolari per discutere di casi, sfide e possibili miglioramenti rafforza il rapporto di lavoro e la collaborazione.

Aree dedicate: avere aree specificamente dedicate all'interno del pronto soccorso per i pazienti che provengono dall'esplorazione funzionale può facilitare una gestione rapida.

Sistemi informativi condivisi: La possibilità di accedere alle cartelle cliniche dei pazienti, compresi i risultati degli esami, in modo rapido e semplice è fondamentale. I sistemi informativi integrati possono facilitare notevolmente questo compito.

La collaborazione tra il reparto di esplorazione funzionale e i servizi di emergenza è una simbiosi necessaria per garantire la sicurezza e il benessere del paziente. Stabilendo protocolli chiari, promuovendo la comunicazione e investendo in formazione e risorse comuni, questi due servizi possono lavorare in armonia per fornire la massima qualità di assistenza. Per gli infermieri, comprendere e integrare efficacemente questa dinamica è un aspetto fondamentale della loro pratica professionale, garantendo che ogni paziente riceva l'assistenza giusta al momento giusto.

Capitolo 13

IL RUOLO DEGLI ASSISTENTI INFORMALI

Riconoscere il proprio ruolo nel processo di assistenza

• Integrare il loro feedback e le loro preoccupazioni

I caregiver informali, spesso familiari o amici intimi, svolgono un ruolo inestimabile nel percorso di cura del paziente, in particolare per coloro che affrontano malattie croniche, disabilità o sfide legate all'età. In un reparto specializzato come l'esplorazione funzionale, riconoscere il contributo di questi assistenti e incorporare il loro feedback e le loro preoccupazioni è essenziale per una cura olistica del paziente.

Il ruolo vitale degli assistenti informali

Supporto emotivo: le procedure di esplorazione funzionale possono essere stressanti per i pazienti. Gli assistenti forniscono un supporto emotivo, rassicurando e confortando il paziente prima, durante e dopo l'esame.

Comunicazione: Gli assistenti possono aiutare a comunicare le esigenze, le preoccupazioni e i sintomi del paziente, soprattutto se quest'ultimo ha difficoltà ad esprimersi.

Assistenza pratica: che si tratti di aiutare a compilare moduli, fornire informazioni mediche o assistere fisicamente il paziente durante le procedure, la presenza di un accompagnatore è spesso fondamentale.

Integrare il loro feedback e le loro preoccupazioni

Ascolto attivo: si prenda il tempo di ascoltare i caregiver, in quanto hanno una conoscenza intima delle sfide quotidiane, dei sintomi e delle preoccupazioni del paziente. La loro prospettiva è preziosa per comprendere il quadro generale.

Inclusione nelle decisioni: sebbene il consenso medico sia dato dal paziente, è importante includere i caregiver nelle discussioni e nelle decisioni, ove opportuno e con il consenso del paziente.

Formazione ed educazione: fornire agli assistenti informazioni sulle procedure di esplorazione, sui loro obiettivi e su cosa aspettarsi può aiutare a ridurre l'ansia e a prepararli a sostenere il paziente in modo efficace.

Feedback costruttivo: incoraggiare gli assistenti a condividere la loro esperienza del servizio, fornendo le loro opinioni su ciò che è andato bene e sulle potenziali aree di miglioramento. La loro prospettiva unica può offrire spunti preziosi per migliorare l'assistenza.

Gli assistenti informali sono un pilastro silenzioso ma essenziale del sistema di assistenza. La loro dedizione, l'intima conoscenza delle esigenze del paziente e la loro prospettiva unica arricchiscono il processo di cura e rafforzano il legame tra il paziente e l'équipe medica. In un reparto così specializzato come l'esplorazione funzionale, è indispensabile riconoscere e valorizzare il loro ruolo, integrare le loro preoccupazioni e utilizzare il loro feedback per migliorare continuamente la qualità dell'assistenza.

• Sostenendoli nel loro ruolo

Il riconoscimento del ruolo cruciale degli assistenti informali nel processo di cura è solo il primo passo. Il loro sostegno attivo e continuo è essenziale per garantire il loro benessere e la loro capacità di aiutare il paziente in modo efficace. La tensione costante, sia emotiva che fisica, può avere un peso su chi assiste, e il sistema di assistenza deve essere in grado di fornire loro gli strumenti, le risorse e il sostegno necessari.

Valutare le esigenze degli assistenti

Colloqui individuali: organizzare incontri con gli assistenti per valutare le loro esigenze, sfide e preoccupazioni. Questo aiuterà a identificare le aree specifiche in cui potrebbero aver bisogno di aiuto o di formazione.

Questionari e sondaggi: utilizzare strumenti standardizzati per valutare regolarmente il benessere dei caregiver, i livelli di stress e le esigenze di assistenza.

Risorse e formazione

Workshop educativi: offrire sessioni informative sulle specificità dell'esplorazione funzionale, sulle tecniche di gestione dello stress e sul primo soccorso di base.

Materiale educativo: fornire opuscoli, video o applicazioni che possano guidare gli assistenti nel loro ruolo, offrendo consigli pratici e informazioni rilevanti.

Gruppi di sostegno: organizzare gruppi di sostegno in cui gli assistenti possano condividere le loro esperienze, scambiare consigli e trovare rassicurazione da parte di coetanei che affrontano sfide simili.

Supporto emotivo

Consulenze psicologiche: offrono sessioni con professionisti qualificati per aiutare i caregiver a gestire lo stress, l'ansia o la depressione.

Aree di relax: creare aree all'interno dell'istituto dove gli assistenti possano riposare, rilassarsi e fare un passo indietro rispetto allo stress delle sale d'esame.

Riconoscimento e valorizzazione

Giornate di apprezzamento: organizzare eventi per celebrare e riconoscere la dedizione degli assistenti, rafforzando il loro senso di valore.

Feedback positivo: si prenda il tempo di ringraziare regolarmente gli assistenti per il loro contributo, evidenziando il loro impatto positivo sul processo di cura.

Sostenere i caregiver nel loro ruolo è una responsabilità condivisa tra gli operatori sanitari, le strutture di assistenza e la comunità nel suo complesso. Fornire gli strumenti necessari, la formazione e il supporto emotivo assicura che i caregiver possano continuare a svolgere il loro ruolo vitale, preservando il proprio benessere. Sono la pietra miliare dell'assistenza olistica al paziente e meritano tutto il sostegno e il riconoscimento possibile.

Collaborazione e istruzione

• Informare e formare gli assistenti

Gli assistenti informali svolgono un ruolo essenziale nell'assistenza ai pazienti, in particolare quando si tratta di esami e procedure complesse come quelle coinvolte nell'esplorazione funzionale. Tuttavia, senza un'adeguata informazione e formazione, questi assistenti possono sentirsi sopraffatti, ansiosi e incapaci di fornire il supporto necessario. Affinché gli assistenti siano efficaci nel loro ruolo, devono essere adeguatamente informati e formati.

Informazioni essenziali per gli assistenti

Presentazione del servizio di esplorazione funzionale: spiegare in cosa consiste l'esplorazione funzionale, perché viene effettuata e quali sono i benefici attesi.

Procedura d'esame: Fornisce una panoramica delle diverse fasi di un esame tipico, dalla preparazione del paziente all'interpretazione dei risultati.

Ruoli e responsabilità: chiarire le aspettative sul ruolo dell'accompagnatore durante la procedura e su come può supportare al meglio il paziente.

Formazione per gli assistenti

Laboratori pratici: organizzare sessioni in cui gli assistenti possano apprendere abilità pratiche, come la preparazione per un esame, la gestione dello stress del paziente o l'assistenza post-esame.

Sensibilizzazione alla comunicazione: formare gli assistenti su come comunicare efficacemente con il personale medico, porre domande pertinenti ed esprimere le proprie preoccupazioni.

Gestire l'ansia e lo stress: offrire tecniche e strumenti per aiutare gli assistenti a gestire il proprio stress e quello del paziente.

Formazione di primo soccorso: nell'improbabile caso che qualcosa vada storto, è utile che gli assistenti sappiano come reagire.

Fornitura di risorse

Documentazione scritta: fornire agli assistenti opuscoli, libretti e altre risorse scritte che illustrino le procedure, le aspettative e l'assistenza post-esame.

Risorse online: indirizzare gli assistenti verso siti web affidabili e video educativi che possono fornire ulteriori informazioni.

Applicazioni specialistiche: suggerisce applicazioni che possono aiutare gli assistenti a tenere traccia degli appuntamenti, a comprendere le procedure e a gestire il benessere del paziente.

Feedback e valutazione

Sessioni di feedback: offrire regolarmente agli assistenti l'opportunità di condividere le loro esperienze, sfide e successi, al fine di migliorare costantemente il processo di formazione e informazione.

Valutazioni post-formazione: misurare l'efficacia della formazione chiedendo agli assistenti di dare la loro opinione e di valutare le loro nuove competenze.

Informare e formare i caregiver è un investimento nella qualità dell'assistenza. Fornendo loro gli strumenti e le competenze necessarie, li mettiamo in grado di essere partner attivi nel percorso di cura del paziente. Questo porta non solo a una migliore esperienza per il paziente, ma anche a un maggiore supporto per il personale medico.

• Superare le sfide emotive e logistiche

Nell'ambito del servizio di esplorazione funzionale, gli infermieri si trovano spesso ad affrontare una moltitudine di sfide, sia emotive che logistiche. Queste sfide possono provenire dai pazienti, dalle loro famiglie, dall'équipe medica o anche da vincoli materiali. Riuscire a superare questi ostacoli richiede una combinazione di abilità interpersonali, conoscenze tecniche e grande adattabilità.
Sfide emotive

Ansia e paura del paziente: Molti pazienti possono sentirsi ansiosi o spaventati all'idea di sottoporsi a esami, soprattutto quando non sanno cosa aspettarsi. È essenziale che gli infermieri siano empatici, rassicuranti e forniscano informazioni chiare per alleviare queste paure.

Gestire le proprie emozioni: Anche gli infermieri possono sentire la pressione emotiva, sia a causa del carico di lavoro, di casi medici particolarmente difficili o di rapporti tesi con i colleghi. Saper identificare e gestire le proprie emozioni è fondamentale per fornire un'assistenza di qualità.

Interazione con le famiglie: le famiglie dei pazienti possono essere una fonte di sostegno, ma anche di ulteriore ansia. Possono avere le loro paure, domande o preoccupazioni, ed è importante ascoltarli e rassicurarli.

Sfide logistiche

Coordinamento degli esami: Assicurarsi che gli esami vengano eseguiti nell'ordine giusto, al momento giusto e con le attrezzature giuste può essere un vero e proprio grattacapo logistico.

Gestione delle apparecchiature: Le macchine per l'esplorazione funzionale sono complesse. La loro manutenzione, la calibrazione e l'uso ottimale richiedono una conoscenza approfondita e un'attenzione ai dettagli.

Organizzare il suo tempo: con diversi pazienti da visitare in una giornata, e ognuno con esigenze specifiche, gestire il suo tempo in modo efficiente è fondamentale.

Lavorare con il team: lavorare in sinergia con i medici, i tecnici e gli altri operatori sanitari è essenziale, ma a volte può essere fonte di sfide, soprattutto quando c'è disaccordo o comunicazione insufficiente.

Strategie di navigazione

Formazione continua: tenersi aggiornati sulle tecniche, le attrezzature e i protocolli più recenti è essenziale per ridurre al minimo gli errori logistici.

Supporto emotivo: trovare il modo di gestire lo stress, attraverso tecniche di rilassamento, gruppi di supporto tra pari o una regolare supervisione, è fondamentale per la salute emotiva dell'infermiere.

Comunicazione aperta: stabilire canali di comunicazione chiari con i pazienti, le loro famiglie e l'équipe medica può prevenire molte sfide, sia emotive che logistiche.

Pianificazione meticolosa: un'organizzazione precisa, anticipando le esigenze dei pazienti e prevedendo fasce orarie adeguate, può far sì che la giornata si svolga in modo molto più fluido.

Ogni giorno nel reparto di esplorazione funzionale porta con sé una serie di sfide. Tuttavia, combinando una solida formazione, una comunicazione efficace, una pianificazione rigorosa e una gestione emotiva appropriata, gli infermieri possono non solo superare con successo questi ostacoli, ma anche fornire un'assistenza eccezionale ai loro pazienti.

Capitolo 14

LA DIGITALIZZAZIONE DELLA PROFESSIONE

Cartella clinica elettronica e telemedicina

• Vantaggi e sfide della digitalizzazione

La digitalizzazione, o transizione digitale, comprende la trasformazione di processi, attività e modelli organizzativi attraverso l'uso di tecnologie digitali. È onnipresente in quasi tutti i settori, dalla sanità all'istruzione, dalla finanza al commercio. Sebbene la digitalizzazione offra molti vantaggi, presenta anche delle sfide che è fondamentale comprendere e superare.

I vantaggi della digitalizzazione

Maggiore efficienza: la digitalizzazione consente di automatizzare molti processi, riducendo i tempi e gli errori umani.

Accesso alle informazioni: i dati sono più accessibili e possono essere analizzati in tempo reale, facilitando il processo decisionale.

Riduzione dei costi: la digitalizzazione può portare a una riduzione dei costi operativi e del consumo di risorse.

Miglioramento dell'esperienza del cliente: I servizi digitali possono offrire un'esperienza utente più fluida e personalizzata.

Innovazione: le tecnologie digitali offrono opportunità di innovazione, consentendo alle aziende di sviluppare nuovi prodotti, servizi o modelli di business.

Collaborazione migliorata: gli strumenti digitali consentono ai team di collaborare in tempo reale, spesso al di là dei confini geografici.

Portata globale: Internet rende più facile per le aziende raggiungere un pubblico internazionale.

Le sfide della digitalizzazione

- **Sicurezza e riservatezza**: con la crescita dei dati digitali, aumentano i rischi di attacchi informatici e di violazioni dei dati.
- **Disuguaglianze digitali**: non tutti hanno lo stesso accesso alle tecnologie digitali, creando un divario tra coloro che sono 'connessi' e coloro che non lo sono.
- **Cambiamento organizzativo**: la digitalizzazione spesso richiede una revisione dei processi e una trasformazione culturale, che può incontrare resistenza all'interno dell'organizzazione.
- **Dipendenza tecnologica**: un'interruzione del sistema o un guasto tecnologico possono paralizzare le operazioni.
- **Formazione e competenze**: i dipendenti devono essere formati sui nuovi strumenti e metodi, il che richiede tempo e risorse.
- **Sovraccarico di informazioni**: la digitalizzazione può portare a un sovraccarico di informazioni, rendendo difficile distinguere tra dati rilevanti e irrilevanti.
- **Questioni etiche**: la raccolta e l'utilizzo di dati, in particolare di dati personali, solleva preoccupazioni etiche.

La digitalizzazione è una forza trasformativa che offre immense opportunità. Tuttavia, per coglierne appieno i benefici, è essenziale riconoscere e affrontare le sue sfide. Un approccio equilibrato, che integri una solida strategia tecnologica con l'attenzione alla formazione, alla sicurezza e all'etica, può aiutare le organizzazioni a navigare con successo nel panorama digitale.

• Protezione dei dati e riservatezza

La protezione dei dati e la garanzia di riservatezza sono preoccupazioni centrali nel settore medico, come in molti altri campi nell'era digitale. Lo scambio di informazioni sensibili, in particolare dei dati personali dei pazienti, è essenziale per fornire un'assistenza adeguata. Tuttavia, questo comporta una grande responsabilità per gli operatori sanitari, compresi gli infermieri di esplorazione funzionale, che spesso sono i primi a interagire con i dati dei pazienti.

L'importanza della protezione dei dati nell'ambiente medico

Fiducia del paziente: Il rapporto paziente-professionista si basa sulla fiducia. Garantire la riservatezza dei dati medici è essenziale per stabilire e mantenere questa fiducia.

Rispetto dei diritti individuali: ogni persona ha il diritto al rispetto della propria privacy e alla protezione dei propri dati personali.

Prevenzione degli abusi: i dati medici scarsamente protetti potrebbero essere utilizzati in modo improprio, ad esempio per discriminazione o frode.

Principi fondamentali della protezione dei dati medici

Minimizzazione dei dati: raccogliere solo i dati strettamente necessari per l'esame o il trattamento in questione.

Accesso limitato: solo le persone autorizzate e con un motivo legittimo devono avere accesso ai dati medici.

Conservazione limitata: i dati devono essere conservati solo per il tempo necessario a raggiungere lo scopo per cui sono stati raccolti.

Sicurezza: implementazione di misure tecniche e organizzative per proteggere i dati da perdite, modifiche non autorizzate o accessi non autorizzati.

Trasparenza: i pazienti devono essere informati su come i loro dati vengono utilizzati, archiviati e protetti.

Sfide e problemi attuali

- **Tecnologia in evoluzione**: con l'avvento di nuove tecnologie, emergono nuovi rischi e vulnerabilità, che richiedono un costante aggiornamento dei protocolli di sicurezza.

- **Condivisione interdisciplinare**: la collaborazione tra diverse specialità mediche spesso richiede la condivisione dei dati, aumentando i potenziali punti di accesso.

- **Minacce informatiche**: gli attacchi informatici, come il ransomware, stanno diventando sempre più sofisticati e prendono di mira in modo specifico le istituzioni mediche a causa del valore dei dati in loro possesso.

- **Formazione del personale**: l'errore umano, spesso dovuto alla mancanza di comprensione dei rischi, può essere una delle principali fonti di violazione dei dati. È quindi essenziale formare regolarmente il personale sulle migliori prassi.

Proteggere i dati medici e garantire la riservatezza non sono semplici formalità amministrative, ma elementi centrali dell'etica professionale nell'assistenza sanitaria. Gli infermieri di esplorazione funzionale, in quanto attori chiave nel percorso di cura del paziente, svolgono un ruolo decisivo nella salvaguardia di questi principi.

L'infermiera di fronte alle nuove tecnologie

• Formazione e adattamento continui

Gli infermieri, che spesso sono in prima linea nell'assistenza ai pazienti, si confrontano costantemente con gli sviluppi tecnologici della medicina. Dall'uso di software sofisticati alla gestione di apparecchiature all'avanguardia, l'inclusione della tecnologia nella routine quotidiana del professionista sanitario è diventata inevitabile. Tuttavia, questa transizione non è priva di sfide e richiede una formazione continua e una solida capacità di adattamento da parte degli infermieri.

La promessa delle nuove tecnologie

Maggiore efficienza: le moderne tecnologie mediche possono spesso automatizzare o facilitare alcuni compiti ripetitivi, permettendo agli infermieri di concentrarsi su aspetti più clinici del loro lavoro.

Miglioramento della diagnosi: strumenti all'avanguardia, come le macchine di imaging medico avanzato, consentono diagnosi più precise e rapide, con conseguente miglioramento dell'assistenza ai pazienti.

Comunicazione fluida: I sistemi informativi ospedalieri consentono un migliore coordinamento tra i vari operatori sanitari e facilitano la condivisione delle informazioni.

Sfide e necessità di formazione

Apprendimento continuo: le tecnologie si evolvono rapidamente e gli infermieri devono aggiornare regolarmente le loro competenze per rimanere all'avanguardia.

Sicurezza informatica: la digitalizzazione dei dati medici richiede una maggiore conoscenza dei principi di sicurezza informatica per evitare errori o violazioni dei dati.

Ergonomia e utilizzo: ogni nuovo strumento o software richiede un periodo di adattamento, e l'implementazione efficace dipende spesso dalla formazione e dal supporto forniti.

L'importanza della formazione continua

Programmi di formazione dedicati: Gli ospedali e le istituzioni sanitarie devono offrire programmi di formazione adeguati alle esigenze attuali, che comprendano non solo come utilizzare gli strumenti, ma anche come integrarli nella pratica clinica.

Aggiornamento regolare: con la velocità del progresso tecnologico, i corsi di formazione devono essere aggiornati regolarmente per garantire che le conoscenze degli infermieri rimangano al passo con i tempi.

Corsi di certificazione: Per garantire un livello uniforme di competenze, possono essere previste certificazioni specifiche per determinate tecnologie.

Adattabilità e flessibilità: competenze chiave

Resilienza di fronte al cambiamento: L'introduzione di nuove tecnologie può spesso sconvolgere le routine consolidate. La capacità di adattarsi e di accettare il cambiamento è quindi fondamentale.

Pensiero critico: sebbene le tecnologie offrano molti vantaggi, gli infermieri devono sempre esercitare il giudizio clinico, attingendo alla loro competenza ed esperienza.

Collaborazione interdisciplinare: gli infermieri devono lavorare a stretto contatto con altri professionisti, come tecnici, ingegneri biomedici e medici, per garantire il successo dell'integrazione della tecnologia.

Le nuove tecnologie in medicina promettono di migliorare la qualità dell'assistenza e l'efficacia del trattamento. Tuttavia, il successo della loro implementazione dipende in larga misura dalla formazione, dall'adattamento e dalla flessibilità degli infermieri. Investendo nella loro formazione continua e coltivando una cultura dell'apprendimento e dell'innovazione, gli infermieri possono non solo padroneggiare questi strumenti, ma anche massimizzare il loro potenziale a beneficio dei pazienti.

• Coinvolgimento nella progettazione di strumenti digitali

Il ruolo dell'infermiere nel percorso di cura del paziente è centrale e comporta una costante interazione con vari strumenti, dispositivi e sistemi. Nell'era della digitalizzazione, molti strumenti digitali stanno comparendo nell'ambiente medico. Il coinvolgimento degli infermieri nella progettazione di questi strumenti è essenziale per garantire che siano rilevanti, efficaci e adattabili giorno per giorno.

La necessità di un'esperienza sul campo

Una visione pragmatica: gli infermieri, in prima linea nell'assistenza, hanno una conoscenza approfondita delle esigenze, delle sfide e dei flussi di lavoro reali. Questa prospettiva è fondamentale per progettare strumenti digitali che siano realmente utili e utilizzabili.

Identificare le lacune: chi meglio dell'infermiere può identificare le lacune nei sistemi esistenti o le esigenze non soddisfatte che la tecnologia potrebbe colmare?

Lavorare con gli sviluppatori

Stabilire un dialogo: gli infermieri devono lavorare a stretto contatto con sviluppatori, designer e ingegneri per tradurre le esigenze cliniche in funzionalità tecnologiche.

Partecipazione a workshop: organizzare sessioni di brainstorming e workshop in cui gli infermieri possano condividere le loro esperienze, suggerire miglioramenti e testare prototipi.

Formazione e sensibilizzazione

Educare i team tecnici: gli infermieri possono offrire una formazione ai team di sviluppo sulle realtà del campo, per dare loro una migliore comprensione del contesto clinico.

174

Aggiornamento delle competenze: gli infermieri dovrebbero essere formati anche sui principi di base della progettazione di strumenti digitali, in modo da poter collaborare efficacemente.

Test e convalida

Prove sul campo: prima di lanciare ufficialmente un nuovo strumento digitale, è essenziale testarlo in condizioni reali. Gli infermieri, in quanto utenti finali, dovrebbero essere coinvolti in queste fasi di test.

Feedback continuo: una volta che lo strumento è stato distribuito, raccolga regolarmente il feedback degli infermieri per perfezionarlo e migliorarlo.

Incorporare la prospettiva e l'esperienza degli infermieri nella progettazione di strumenti digitali non è solo auspicabile, ma essenziale. Il loro coinvolgimento garantisce che le innovazioni tecnologiche rispondano alle esigenze reali sul campo, migliorando così la qualità dell'assistenza, l'efficienza lavorativa e la soddisfazione degli operatori sanitari.

Capitolo 15

GUARDANDO AL FUTURO

Possibili percorsi di carriera

La professione infermieristica, in particolare nel campo dell'esplorazione funzionale, è in continua evoluzione. È plasmata dai progressi tecnologici, dalle mutate esigenze dei pazienti e dalle riforme del sistema sanitario. Ecco uno sguardo ad alcuni dei possibili sviluppi di questa professione nei prossimi anni.

Integrazione crescente della tecnologia

- **Strumenti diagnostici avanzati**: nuove apparecchiature e software consentiranno diagnosi più accurate e rapide.
- **Telemedicina e consultazioni a distanza**: con la democratizzazione della telemedicina, gli infermieri potrebbero svolgere un ruolo più attivo nel monitoraggio a distanza dei pazienti, in particolare nella trasmissione dei risultati degli esami.

Maggiore specializzazione

- **Aree di esplorazione specializzate**: con l'approfondimento delle conoscenze mediche, potremmo assistere alla nascita di infermieri specializzati in aree molto specifiche di esplorazione funzionale.
- **Formazione continua specialistica**: La richiesta di una formazione regolare e specializzata aumenterà, consentendo agli infermieri di tenersi aggiornati sulle nuove tecniche.

Un ruolo più forte come educatore

- **Educazione del paziente**: Gli infermieri potrebbero avere un ruolo maggiore nell'educare i pazienti sulle loro patologie e sugli esami esplorativi, per garantire una migliore comprensione e collaborazione.
- **Formazione di nuovi professionisti**: con l'accumulo di esperienza, gli infermieri potrebbero essere chiamati più spesso a formare la nuova generazione.

Responsabilità estese

Gestione del percorso del paziente: Oltre alle indagini funzionali, gli infermieri potrebbero svolgere un ruolo più centrale nel coordinamento e nel monitoraggio dei percorsi di cura dei pazienti.

Ricerca clinica: grazie alle loro conoscenze approfondite, gli infermieri potrebbero essere maggiormente coinvolti nei progetti di ricerca clinica, partecipando attivamente allo sviluppo di nuove tecniche di esplorazione.

Sfide etiche e relazionali

Gestione dei dati : Con la digitalizzazione, gli infermieri si troveranno di fronte a problemi importanti relativi alla protezione dei dati medici dei pazienti.

Il rapporto paziente-infermiere: di fronte alle mutevoli aspettative dei pazienti e ai percorsi di cura sempre più complessi, gli infermieri dovranno adattare costantemente il modo in cui comunicano, sostengono e rassicurano i pazienti.

La professione infermieristica di esplorazione funzionale, come molte altre professioni sanitarie, si trova al crocevia di importanti cambiamenti. Questi cambiamenti, pur essendo impegnativi, offrono anche interessanti opportunità per arricchire la pratica, migliorare la qualità dell'assistenza e rafforzare il legame speciale tra infermiere e paziente.

Progressi tecnologici

All'intersezione tra medicina, biologia e tecnologia, il campo dell'esplorazione funzionale è in continuo movimento. Le innovazioni tecnologiche stanno trasformando non solo il modo in cui vengono fatte le diagnosi, ma anche il modo in cui vengono fornite le cure.

Ecco uno sguardo ai progressi tecnologici che stanno plasmando il futuro di questo campo.
Imaging medico: verso una risoluzione sempre più precisa

L'imaging medico ha fatto passi da gigante negli ultimi decenni. Tecniche come la risonanza magnetica, la TAC e la tomografia a emissione di positroni (PET) sono diventate più veloci, offrendo una maggiore risoluzione delle immagini e immagini tridimensionali in tempo reale.

Telemedicina: un nuovo approccio all'assistenza
Con la democratizzazione di Internet, le consultazioni a distanza sono diventate una realtà. Le piattaforme di telemedicina consentono il monitoraggio continuo dei pazienti e facilitano la condivisione di informazioni mediche tra i professionisti della salute.

La robotica nella sala visite
I robot assistiti dal computer vengono ora utilizzati per facilitare alcune esplorazioni, in particolare nell'endoscopia. Offrono una maggiore precisione e riducono i rischi associati all'intervento umano.

Oggetti connessi e sorveglianza domestica
Dispositivi come gli orologi connessi o i cerotti cutanei intelligenti possono monitorare continuamente i parametri fisiologici. Questi strumenti aiutano a rilevare precocemente i problemi medici e possono informare il personale medico in tempo reale.

Intelligenza artificiale (AI) per l'analisi dei dati
L'AI viene sempre più utilizzata per analizzare volumi enormi di dati medici, dai risultati degli esami alla storia clinica di un paziente. Può aiutare a identificare tendenze o anomalie che potrebbero essere trascurate dall'occhio umano.

Realtà aumentata e virtuale
Utilizzate principalmente per la formazione medica, queste tecnologie offrono anche prospettive interessanti per guidare le esplorazioni, ad esempio sovrapponendo immagini anatomiche a viste reali.

Bioprinting e organi su chip
Anche se utilizzate principalmente nella ricerca, queste tecnologie consentono di creare tessuti e organi stampati in 3D per testare farmaci o studiare malattie.

I progressi tecnologici nell'esplorazione funzionale stanno aprendo la strada a diagnosi più accurate, a trattamenti più mirati e a una migliore comprensione delle malattie. Tuttavia, la corretta integrazione di queste innovazioni richiede una formazione continua per i professionisti e una riflessione etica sul loro utilizzo.

Cambiamenti nella pratica clinica

La rapida evoluzione della tecnologia e delle conoscenze mediche ha portato a cambiamenti significativi nella pratica clinica dell'esplorazione funzionale. Questi cambiamenti hanno rimodellato il modo in cui viene erogata l'assistenza, presentando al contempo nuove sfide e opportunità per gli operatori sanitari. Ecco una panoramica di queste importanti trasformazioni e del loro impatto sulla pratica quotidiana.

Integrazione di nuove tecnologie
L'uso crescente di apparecchiature all'avanguardia, oggetti connessi e sistemi informatici sofisticati ha cambiato profondamente l'approccio clinico. Gli infermieri devono ora essere a proprio agio con questi strumenti, il che richiede una formazione e un aggiornamento regolari.

Approccio multidisciplinare

L'esplorazione funzionale spesso richiede la collaborazione tra diverse specialità. Questo approccio multidisciplinare garantisce un'assistenza completa al paziente, ma richiede anche un coordinamento e una comunicazione efficaci tra gli operatori sanitari.

Assistenza personalizzata

Grazie all'accumulo di dati e alle tecniche di analisi avanzate, oggi è possibile personalizzare maggiormente l'assistenza in base alle esigenze specifiche di ciascun paziente. Questo approccio individualizzato promette risultati migliori, ma richiede una valutazione e un adattamento costante dei protocolli.

Gestione dei dati medici

La digitalizzazione ha portato ad un'esplosione di dati medici. L'archiviazione, la protezione e l'analisi di questi dati sono diventati centrali nella pratica clinica. Gli infermieri svolgono un ruolo chiave nella raccolta e nella gestione di queste informazioni, garantendone l'integrità e la riservatezza.

Nuove responsabilità etiche

Con l'adozione di tecnologie avanzate e nuovi approcci, stanno emergendo questioni etiche senza precedenti. Che si tratti di telemedicina, intelligenza artificiale o uso di dati genetici, gli infermieri si trovano di fronte a dilemmi etici che richiedono una riflessione approfondita e una formazione specifica.

Cambiare le aspettative dei pazienti

I pazienti di oggi sono generalmente più informati e più attivi nelle loro cure mediche. Si aspettano una comunicazione trasparente, informazioni dettagliate e un ruolo attivo nelle decisioni relative alle loro cure. Gli infermieri devono quindi adottare un approccio più collaborativo.

I cambiamenti nella pratica clinica dell'esplorazione funzionale riflettono la rapida evoluzione della medicina moderna. Offrono nuove opportunità per migliorare l'assistenza, ma richiedono anche un adattamento costante da parte degli infermieri e degli altri professionisti sanitari. Accettando questi cambiamenti e impegnandosi nella formazione continua, gli infermieri possono continuare a fornire un'assistenza eccellente in questo campo in continua evoluzione.

Opportunità di carriera

L'esplorazione funzionale è un campo medico in continua evoluzione, grazie soprattutto all'arrivo costante di nuove tecnologie e ricerche scientifiche. Per gli infermieri specializzati in questo settore, ci sono molte opportunità di carriera che vanno ben oltre il ruolo tradizionale. Ecco una panoramica delle prospettive aperte a questi professionisti.

Specializzazione in una disciplina specifica
Sebbene l'esplorazione funzionale comprenda una varietà di esami e procedure, alcuni infermieri possono scegliere di specializzarsi ulteriormente in un'area specifica, come la cardiologia, la pneumologia o la neurologia. Questa specializzazione può portare a ruoli di esperti e a posizioni di riferimento all'interno di ospedali o cliniche.

Ricerca clinica
Con il costante progresso delle tecnologie mediche e delle conoscenze sanitarie, c'è una crescente domanda di infermieri che desiderano essere coinvolti nella ricerca clinica. Possono partecipare a studi, testare nuovi dispositivi o tecniche e contribuire al progresso della medicina.

Formazione e istruzione
Gli infermieri con esperienza nell'esplorazione funzionale sono spesso chiamati a formare la prossima generazione di infermieri o altri professionisti sanitari. Possono insegnare

nelle scuole per infermieri, nelle università, negli ospedali o in occasione di conferenze specialistiche.

Gestione e leadership

Con l'esperienza, gli infermieri possono scalare i ranghi per diventare capo di un'unità di esplorazione funzionale o addirittura direttore dell'assistenza all'interno di un istituto medico. Queste posizioni comportano la responsabilità della gestione di un team, del budget, delle attrezzature e dell'organizzazione dell'assistenza.

Consulente di tecnologia medica

La competenza nelle apparecchiature e nelle tecnologie di esplorazione funzionale può portare a posizioni di consulenza. Questi esperti consigliano i produttori sullo sviluppo di nuove apparecchiature, oppure aiutano gli ospedali e le cliniche a scegliere e implementare le tecnologie migliori per le loro esigenze.

Opportunità internazionali

Le competenze acquisite nell'esplorazione funzionale sono trasferibili a livello internazionale. Gli infermieri possono quindi approfittare delle opportunità di lavoro all'estero, sia per incarichi temporanei, che per la formazione o per posizioni a lungo termine.

Il campo dell'esplorazione funzionale offre una moltitudine di opportunità agli infermieri, che vanno ben oltre la pratica clinica tradizionale. Tenendosi aggiornati sugli ultimi sviluppi e continuando la loro formazione, possono sviluppare e diversificare la loro carriera, dando un contributo prezioso alla salute dei pazienti e al progresso della medicina.

Specializzazioni

Il mondo dell'esplorazione funzionale è ricco e diversificato, e offre agli infermieri l'opportunità di specializzarsi in diverse aree in base ai loro interessi e aspirazioni. Ogni specializzazione richiede una formazione specifica, un'esperienza specializzata e spesso una certificazione adeguata. Ecco una panoramica delle specializzazioni più comuni:

1. Cardiologia funzionale :
  - **Elettrocardiografia (ECG):** misurazione dell'attività elettrica del cuore.
  - **Test da sforzo**: valutazione della funzione cardiaca durante lo sforzo fisico.
  - **Ecocardiografia**: uso degli ultrasuoni per visualizzare la struttura e la funzione del cuore.
  - **Holter**: monitoraggio continuo dell'ECG per un periodo di 24 ore o più.

2. Polmonologia funzionale :
  - **Indagine funzionale respiratoria (FRI)**: misurazione della capacità polmonare e della funzione respiratoria.
  - **Test di provocazione bronchiale**: valutazione della reattività bronchiale.
  - **Poligrafia e polisonnografia**: studi del sonno per diagnosticare disturbi come l'apnea notturna.

3. Neurologia funzionale :
  - **Elettroencefalogramma (EEG):** misurazione dell'attività elettrica del cervello.
  - **Elettromiografia (EMG):** valutazione dell'attività elettrica dei muscoli.
  - **Potenziali evocati**: misurazione della risposta del cervello a stimoli specifici.

4. Gastroenterologia funzionale :
  - **Manometria esofagea**: misurazione della pressione nell'esofago.
  - **pH-metria**: misurazione del livello di acidità nell'esofago.
  - **Tempo di transito**: valutazione del tempo necessario al cibo per passare attraverso il sistema digestivo.

5. Urologia funzionale :
- **Cistometria**: misurazione della capacità e della pressione della vescica.
- **Flussimetria**: misurazione del flusso di urina.
- **Studio urodinamico**: analisi completa della funzione vescicale.
6. Radiologia interventistica :
- **Angiografia**: visualizzazione dei vasi sanguigni.
- **Biopsie guidate** : Prelievo di tessuto guidato dai raggi X per scopi diagnostici.
- **Drenaggio**: procedure per evacuare i fluidi anomali dal corpo.

L'esplorazione funzionale offre una gamma di specializzazioni che consentono agli infermieri di concentrarsi su un'area specifica, di acquisire competenze approfondite e di dare un contributo significativo alla cura e alla diagnosi dei pazienti. Investendo nella formazione continua e nella certificazione, gli infermieri possono sviluppare la loro carriera, adattandosi alle innovazioni mediche e rispondendo alle esigenze complesse dei pazienti.

Evoluzione verso ruoli dirigenziali o istruzione

Dopo aver acquisito un'esperienza significativa e una competenza approfondita, gli infermieri dell'esplorazione funzionale si trovano spesso a un bivio nella loro carriera. Per molti, la progressione naturale è quella di assumere ruoli di gestione o di formazione. Questi ruoli non si limitano alla semplice erogazione di cure, ma implicano il coordinamento di team, la formazione di futuri professionisti e la presa di decisioni cruciali per il miglioramento del servizio.

1. Ruoli di gestione :
a. Coordinatore dell'unità di esplorazione funzionale :
Supervisione del team infermieristico, dei tecnici e del personale di supporto.
Programmazione, coordinamento degli esami e gestione delle emergenze.
Gestione delle risorse, in particolare in termini di attrezzature e budget.
b. Manager della qualità :
Monitoraggio e miglioramento continuo della qualità dei servizi forniti.
Implementazione di protocolli e linee guida basati sulle migliori pratiche.
Audit regolari per valutare la conformità e identificare le aree da migliorare.
c. Capo Dipartimento :
È responsabile della visione strategica e della missione del reparto.
Decisioni su assunzioni, formazione e promozioni.
Lavorare a stretto contatto con gli altri direttori di dipartimento e con la direzione della scuola.

2. Ruoli educativi:
a. Trainer per l'esplorazione funzionale :
Insegnare nuove tecniche e protocolli a infermieri, tecnici e studenti.
Aggiornare i moduli di formazione in linea con i progressi tecnologici e medici.
Organizzazione di workshop pratici per la formazione in tempo reale.
b. Docente o professore di infermieristica:
Tenere corsi presso istituti di formazione, siano essi università, scuole per infermieri o centri di formazione.
Contribuire alla ricerca nel campo dell'esplorazione funzionale, spesso in collaborazione con ricercatori o medici.
Supervisionare e guidare gli studenti durante i loro tirocini clinici.

c. Consulente per la formazione continua :
- Identificare le esigenze di formazione all'interno del team e sviluppare programmi adeguati.
- Assicurare che le competenze del personale siano continuamente aggiornate, in particolare per quanto riguarda le nuove tecnologie e le linee guida cliniche.
- Valutare l'efficacia della formazione fornita e apportare le modifiche necessarie.

Il passaggio a ruoli di gestione o di formazione consente agli infermieri di esercitare un'influenza più ampia, con un impatto non solo sui pazienti direttamente assistiti, ma anche sulla qualità complessiva del servizio e sulla formazione della prossima generazione di professionisti sanitari. Questi ruoli richiedono una visione strategica, capacità di leadership e una passione per la formazione e il miglioramento continuo.

Conclusione

Il ruolo essenziale dell'infermiere nell'esplorazione funzionale

Nel mondo medico, l'infermiere di esplorazione funzionale svolge un ruolo centrale, costituendo spesso il primo e l'ultimo anello della catena di assistenza ai pazienti sottoposti a esami diagnostici. Lavorando a stretto contatto con un team medico multidisciplinare, l'infermiere assicura non solo la qualità tecnica della scansione, ma anche il benessere fisico ed emotivo del paziente durante tutto il processo.

1. Interfaccia paziente-medico :
L'infermiere è spesso il collegamento principale tra il paziente e il medico. È la persona che accoglie il paziente, lo rassicura, gli spiega la procedura ed è al suo fianco durante l'esame. Questo ruolo di interfaccia richiede una comunicazione chiara, pazienza e la capacità di stabilire un rapporto di fiducia.

2. Competenza tecnica :
Le esplorazioni funzionali richiedono competenze tecniche avanzate. Che si tratti di preparare le apparecchiature, somministrare farmaci specifici o seguire i protocolli, gli infermieri devono garantire l'accuratezza e l'affidabilità di ogni fase.

3. Monitoraggio clinico :
Durante gli esami, l'infermiera monitora costantemente i segni vitali del paziente, rilevando eventuali cambiamenti o anomalie. Questa vigilanza garantisce la sicurezza del paziente e consente una risposta rapida in caso di complicazioni.

4. Educazione e consapevolezza:
Prima e dopo l'esame, l'infermiere svolge un ruolo cruciale nell'informare ed educare il paziente. Questa sensibilizzazione consente al paziente di comprendere

l'importanza dell'esame, le sue implicazioni e le eventuali azioni di follow-up da intraprendere.

5. Gestione delle emergenze :

Nonostante tutte le precauzioni, possono sorgere complicazioni durante un'esplorazione. Gli infermieri sono addestrati a gestire queste situazioni, sia che si tratti di una reazione allergica, di un disagio o di una difficoltà respiratoria.

6. Collaborazione interdisciplinare:

L'infermiere di esplorazione funzionale lavora a stretto contatto con tecnici, medici specialisti e altri professionisti della salute. Questa collaborazione assicura un'assistenza olistica al paziente e una comunicazione fluida tra i vari attori.

7. Supporto emotivo :

Oltre agli aspetti tecnici, gli infermieri forniscono un supporto emotivo essenziale. Di fronte all'ansia, alla paura o all'incertezza, l'infermiere fornisce conforto e rassicurazione, consentendo al paziente di vivere l'esperienza nelle migliori condizioni possibili.

Il ruolo dell'infermiere di esplorazione funzionale è essenziale per garantire che gli esami si svolgano senza problemi, che i pazienti siano al sicuro e che la qualità dell'assistenza sia elevata. Combinando le competenze tecniche con un approccio umano incentrato sul paziente, l'infermiere è al centro del sistema, assicurando che ogni paziente riceva un'assistenza personalizzata, sicura e di alta qualità.

Importanza della formazione continua e adattabilità

Nel dinamico panorama medico di oggi, dove i progressi tecnologici e le scoperte scientifiche si evolvono a un ritmo frenetico, l'infermiere di esplorazione funzionale si trova al crocevia tra l'assistenza diretta al paziente e l'integrazione di nuovi metodi e tecniche. La formazione continua e l'adattabilità sono diventate essenziali non solo per la competenza clinica, ma anche per lo sviluppo professionale e la qualità dell'assistenza fornita.

1. Mantenere la competenza clinica :
La formazione continua assicura che gli infermieri siano aggiornati sulle ultime metodologie, tecniche e raccomandazioni di cura. Ciò garantisce che il paziente riceva un'assistenza basata sulle prove e sugli standard medici più recenti.

2. Integrazione di nuove tecnologie:
Con l'emergere di nuove apparecchiature e software, gli infermieri devono imparare regolarmente a usare questi strumenti per garantire l'accuratezza degli esami e ottimizzare i risultati per i pazienti.

3. Adattabilità di fronte alle sfide:
Il mondo medico è imprevedibile. La formazione continua prepara gli infermieri a gestire situazioni complesse, sia che si tratti di gestire complicazioni rare, di interagire con pazienti con esigenze specifiche o di adattarsi a nuove procedure o protocolli.

4. Etica e legislazione:
La formazione continua aumenta anche la consapevolezza degli infermieri sulle questioni etiche, sulle nuove normative e sulle linee guida dell'assistenza, assicurando che la loro pratica professionale sia rispettosa e conforme.

5. Sviluppo professionale :
La formazione continua apre le porte a nuove opportunità di carriera, che si tratti di specializzarsi in un settore specifico, di assumere ruoli di leadership o di contribuire alla formazione e all'istruzione di altri professionisti della sanità.

6. Costruire la fiducia:
Quando gli infermieri sanno di essere formati secondo gli standard più recenti e più elevati, aumentano la loro fiducia

nelle interazioni con i pazienti, i medici e gli altri membri del team di assistenza.

7. Soddisfare le aspettative dei pazienti:

I pazienti di oggi sono più informati e si aspettano un'assistenza di qualità. Un'infermiera con formazione continua può soddisfare queste aspettative, fornendo un'assistenza informata, competente e aggiornata.

In un mondo in cui il cambiamento è l'unica costante, la formazione continua e l'adattabilità sono diventati i pilastri della pratica infermieristica nell'esplorazione funzionale. Questi elementi non solo garantiscono l'eccellenza dell'assistenza fornita, ma rafforzano anche il ruolo dell'infermiere come attore centrale e indispensabile nella catena dell'assistenza medica. La ricerca costante di conoscenza e la capacità di adattamento riflettono un impegno costante per il benessere e la salute dei pazienti.

Glossario dei termini medici

Indagine funzionale: esame medico per valutare il funzionamento di un organo o di un sistema di organi.

Elettrocardiografia (ECG): tecnica per visualizzare l'attività elettrica del cuore.

Test da sforzo: valutazione cardiovascolare effettuata durante l'attività fisica per misurare le prestazioni del cuore.

Ecocardiografia: uso degli ultrasuoni per creare immagini del cuore in movimento.

Manometria esofagea: misurazione della pressione e del movimento nell'esofago.

pH-metria: misurazione del livello di acidità nell'esofago per diagnosticare e monitorare la malattia da reflusso gastro-esofageo.

Indagine funzionale respiratoria (FRI): un test che valuta la capacità polmonare e il modo in cui i polmoni funzionano.

Telemedicina: la pratica medica a distanza che utilizza la tecnologia di comunicazione.

Consenso informato: consenso dato da un paziente dopo essere stato informato dei benefici, dei rischi e delle alternative di una procedura o di un trattamento.

Patologia: studio delle malattie, delle loro cause, dei processi e degli effetti.

Protocolli: insieme standardizzato di criteri per l'esecuzione di un compito o di un trattamento.

Disinfezione: il processo di distruzione dei microrganismi patogeni.

Sterilizzazione: eliminazione completa di tutti i microrganismi.

Digitalizzazione: l'uso della tecnologia digitale per svolgere i compiti.

Badanti naturali: persone non professioniste che forniscono assistenza a una persona cara.

Riunioni di consultazione multidisciplinare: incontri in cui diversi specialisti si riuniscono per discutere e pianificare il trattamento di un paziente.

Reazione avversa: reazione indesiderata o dannosa a un farmaco o a una procedura.

Sfide emotive: difficoltà a gestire le emozioni, spesso in risposta a situazioni stressanti.

Diagnosi: determinazione della natura e della causa di una malattia.

Protocolli di risposta rapida: procedure prestabilite per rispondere rapidamente a una situazione medica urgente.

Questo glossario fornisce una panoramica dei termini medici comunemente utilizzati nel contesto dell'esplorazione funzionale. Tuttavia, è fondamentale ricordare che la medicina è un campo in continua evoluzione e possono emergere nuovi termini o tecniche. Gli infermieri che lavorano nell'esplorazione funzionale devono quindi tenersi regolarmente aggiornati sulla terminologia e sui progressi più recenti, al fine di fornire un'assistenza di qualità.

Risorse aggiuntive
per la formazione continua

La formazione continua è essenziale per gli infermieri nell'esplorazione funzionale, al fine di mantenere la loro competenza, aggiornarsi sugli sviluppi tecnologici e sulle metodologie e migliorare costantemente la qualità dell'assistenza ai pazienti. Ecco alcune risorse che possono essere utili:

Associazioni professionali :

Ordre National des Infirmiers: offre corsi di formazione, workshop e conferenze per infermieri.

Société de Pneumologie de Langue Française (SPLF): offre risorse sull'EFR e su altri temi legati alla pneumologia.

Piattaforme di e-learning :

Formation Continue en Ligne (FOCEEL): offre moduli di formazione online su misura per gli operatori sanitari.

MOOC sulla salute: corsi online gratuiti offerti da università ed esperti di salute in tutto il mondo.

Riviste mediche e riviste specializzate:

Revue des Maladies Respiratoires, European Respiratory Journal, Journal of Clinical Nursing, tra gli altri, offrono ricerche recenti, studi di casi e revisioni della letteratura.

Workshop e seminari: partecipare a workshop e seminari le consente di acquisire competenze pratiche e di scambiare idee con esperti del settore.

Conferenze nazionali e internazionali: come il **Congresso SPLF** o il **Congresso annuale della European Respiratory Society (ERS),** che riuniscono i professionisti della salute respiratoria di tutto il mondo.

Libri specialistici: ci sono molti libri sull'esplorazione funzionale, sulla fisiologia respiratoria e su altri campi rilevanti.

Programmi di certificazione: alcune organizzazioni offrono certificazioni specialistiche nell'esplorazione funzionale per sviluppare ulteriormente le competenze e riconoscere l'esperienza.

Reti professionali: partecipare a forum e gruppi online dedicati all'esplorazione funzionale può aiutarla a condividere esperienze, fare domande e ricevere consigli dai colleghi.

Laboratori farmaceutici e produttori di apparecchiature: spesso organizzano corsi di formazione per familiarizzare gli operatori sanitari con i loro prodotti.

Corsi universitari: i diplomi universitari o i master specialistici possono essere presi in considerazione per specializzarsi o per migliorare le proprie competenze.

Per gli infermieri dell'esplorazione funzionale è essenziale dedicare tempo al loro sviluppo professionale continuo. Tenendosi aggiornati sulle ultime ricerche, sulle tecniche e sulle migliori pratiche, possono garantire un'assistenza ottimale ai loro pazienti e adattarsi ai rapidi cambiamenti del settore medico.